国家卫生健康委员会"十四五"规划教材

全国中等卫生职业教育教材

供医学检验技术专业用

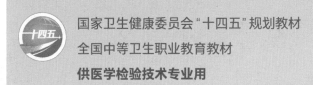

医学检验技术综合实训

第2版

主　编　严家来

副主编　刘琳琳　刘　瑜

编　者（以姓氏笔画为序）

　　王玲玲（皖北卫生职业学院）

　　方安宁（安徽医学高等专科学校）

　　朱　伟（安徽省淮北卫生学校）（兼秘书）

　　任晓东（昭通卫生职业学院）

　　刘　瑜（重庆市医药卫生学校）

　　刘琳琳（山东医学高等专科学校）

　　许运涛（吉林省通化市卫生学校）

　　孙　莉（襄阳职业技术学院）

　　严家来（安徽医学高等专科学校）

　　李　婷（安徽省淮南卫生学校）

　　张　琳（四川省南充卫生学校）

　　陈　晨（成都铁路卫生学校）

　　欧陵斌（永州职业技术学院）

　　徐素仿（安徽省第二人民医院）

人民卫生出版社

·北　京·

图书在版编目（CIP）数据

医学检验技术综合实训 / 严家来主编 . —2 版 . —北京：人民卫生出版社，2022.12（2024.2 重印）

ISBN 978-7-117-34306-0

Ⅰ. ①医…　Ⅱ. ①严…　Ⅲ. ①医学检验　Ⅳ. ①R446

中国版本图书馆 CIP 数据核字（2022）第 249449 号

人卫智网	www.ipmph.com	医学教育、学术、考试、健康，购书智慧智能综合服务平台
人卫官网	www.pmph.com	人卫官方资讯发布平台

医学检验技术综合实训

Yixue Jianyan Jishu Zonghe Shixun

第 2 版

主　　编：严家来
出版发行：人民卫生出版社（中继线 010-59780011）
地　　址：北京市朝阳区潘家园南里 19 号
邮　　编：100021
E - mail：pmph @ pmph.com
购书热线：010-59787592　010-59787584　010-65264830
印　　刷：人卫印务（北京）有限公司
经　　销：新华书店
开　　本：850 × 1168　1/16　印张：18
字　　数：383 千字
版　　次：2017 年 2 月第 1 版　2022 年 12 月第 2 版
印　　次：2024 年 2 月第 2 次印刷
标准书号：ISBN 978-7-117-34306-0
定　　价：79.00 元

打击盗版举报电话：010-59787491　E-mail：WQ @ pmph.com
质量问题联系电话：010-59787234　E-mail：zhiliang @ pmph.com
数字融合服务电话：4001118166　E-mail：zengzhi @ pmph.com

修订说明

为服务卫生健康事业高质量发展，满足高素质技术技能人才的培养需求，人民卫生出版社在教育部、国家卫生健康委员会的领导和支持下，按照新修订的《中华人民共和国职业教育法》实施要求，紧紧围绕落实立德树人根本任务，依据最新版《职业教育专业目录》和《中等职业学校专业教学标准》，由全国卫生健康职业教育教学指导委员会指导，经过广泛的调研论证，启动了全国中等卫生职业教育护理、医学检验技术、医学影像技术、康复技术等专业第四轮规划教材修订工作。

第四轮修订坚持以习近平新时代中国特色社会主义思想为指导，全面落实党的二十大精神进教材和《习近平新时代中国特色社会主义思想进课程教材指南》《"党的领导"相关内容进大中小学课程教材指南》等要求，突出育人宗旨、就业导向，强调德技并修、知行合一，注重中高衔接、立体建设。坚持一体化设计，提升信息化水平，精选教材内容，反映课程思政实践成果，落实岗课赛证融通综合育人，体现新知识、新技术、新工艺和新方法。

第四轮教材按照《儿童青少年学习用品近视防控卫生要求》（GB 40070—2021）进行整体设计，纸张、印刷质量以及正文用字、行空等均达到要求，更有利于学生用眼卫生和健康学习。

前　言

随着我国中等卫生职业教育教学改革的不断深入,医学检验专业的培养目标更加强调突出以行业需求为导向,以职业岗位对学生实践能力与职业能力的具体要求为核心,体现中高职衔接。根据《国家职业教育改革实施方案》和《职业教育提质培优行动计划(2020—2023年)》文件精神,全面落实党的二十大精神进教材要求,按照《中等职业学校医学检验技术专业教学标准》和《高等职业学校医学检验技术专业教学标准》,我们对《医学检验技术综合实训》进行了修订。

本教材基于对医学检验实验室各专业组工作任务进行分析,按照产教融合、"项目引领,任务驱动"和"教学做"一体化的思路编写,具有较强的实践指导性。本教材内容涉及医学检验技术专业的核心专业技能,涵盖了临床检验标本采集与处理、血液一般检验、体液检验、生物化学检验、免疫学检验、微生物学检验、形态学等岗位操作技能,对提高学生实践操作能力可起到很好促进作用。同时,在学生掌握基本检验技能的基础上,本教材瞄准医学检验岗位技能要求和任务,综合了医学检验基本理论的应用,选择目前医学检验实验室最基本、最重要及最常用的检验项目作为实训内容,突出医学检验技能的综合训练。

本书编写模式新颖独特、内容重点突出、实用性强;注重学生动手能力的培养、分析问题和解决问题能力的提高;贯穿医学检验技能操作过程的科学性和规范性,并注重与全国卫生专业技术资格考试(临床医学检验技术专业)的衔接;"案例导入"和"考核要求和评分标准"吸收了"岗课赛证"融通实践的最新教学改革成果。

本教材读者对象主要是中职医学检验技术专业在校生,本书用于医学检验技术专业学生进入实习岗位前的综合实训,有助于缩短学生进入检验岗位的适应期,实现校内教学与实习工作的无缝对接。本教材也可以用于医院检验科人员岗前培训或在职培训。

参加本教材编写的人员是具有多年教学及临床工作经验的教师,同时还邀请了部分行业专家共同参与。由于编者水平有限及时间仓促,敬请使用本书的教师、学生和临床医务工作者,对本教材在内容和文字上的疏漏或错误不吝批评指正,以便使之臻于完善。

严家来

2023年9月

目　录

附录　273

模块一 | 标本采集与处理

模块一 数字资源

项目一　患者准备

 案例导入

　　患者,女,50岁,因身体突发不适就诊。医生根据患者主诉,开具相关检验项目。至采血处后,采血护士根据检验项目单询问患者是否空腹,患者答:"就诊前在家喝了一杯牛奶,吃了一个鸡蛋。"护士听后告诉患者,按照检查要求,建议第2天早晨空腹来院采血。

　　问题:

　　1. 哪些检验项目需要空腹采血?

　　2. 静脉采血除了饮食影响,还需要注意哪些问题?

　　随着现代科学技术的迅猛发展,大量新技术、新设备、新方法被引入到临床实验室。检验项目、检验方法不断更新和发展,检验医学在临床诊疗中的作用日益突出。为了进一步提高临床检验质量,更好地为临床服务,要把检验前质量控制的重点放在标本采集上。

但检验前过程涉及的工作范围广、人员多，包括检验人员、临床医师、护士、护工以及受检者本人，任一环节的疏漏或不规范都会影响检验结果。所以掌握标本采集的具体要求可以促进标本采集的规范化。

1. 患者状态

（1）一般需在安静、休息状态下采集标本。如患者处于高度紧张状态，可使血红蛋白（HGB）、白细胞（WBC）增高；运动后由于能量消耗、体液丢失，可造成肌酸激酶（CK）、乳酸脱氢酶（LDH）、谷丙转氨酶（ALT）、谷草转氨酶（AST）等一时性升高；还可引起血液中钠离子（Na^+）、钙离子（Ca^{2+}）、清蛋白（ALB）和葡萄糖（GLU）等成分的改变。

（2）应考虑患者的生物钟规律，特别是激素水平分析情况。如女性生殖激素与月经周期密切相关；胆固醇（CHO）则在经前期最高，排卵时最低；纤维蛋白原（Fg）在经前期最高，血浆蛋白则在排卵时减少。生长激素于入睡后会出现短时高峰。清晨胆红素（BIL）、血清铁（Fe^{2+}）最高；夜间血浆蛋白降低；血清 Ca^{2+} 往往在中午出现最低值。故采血时间应在相应时间进行。

2. 饮食　多数试验要求在采血前禁食 12 小时，因为饮食中的不同成分可直接影响试验结果。

（1）餐后血液中尿素氮（Urea）、ALT、GLU、Na^+ 等均可增高；但空腹超过 24 小时，可出现低血糖，血中甘油三酯（TG）及脂肪酸（FA）增高。

（2）高脂餐后 2~4 小时采血，多数人碱性磷酸酶（ALP）含量增高，主要来自肠源性同工酶。

（3）高蛋白质饮食可使血尿素氮（BUA）、血氨（NH^+_4）增高，但不影响肌酐（Cr）含量。

（4）含不饱和脂肪酸高的食物，可降低 CHO 含量；香蕉、菠萝、番茄可使尿液 5- 羟色胺（5-HT）增高数倍。

（5）含咖啡因饮料，可使血浆游离脂肪酸增高，并使肾上腺和脑组织释放儿茶酚胺。

（6）食物如含有动物肉、血制品及含铁剂的药物等可引起隐血试验假阳性。粪便检查前 3 天严格禁食动物性和含过氧化物酶类食物，如萝卜、西红柿、韭菜、木耳、花菜、黄瓜、苹果、柑橘和香蕉等，根据患者的病情酌情禁食铁剂和维生素 C（Vit C）等还原性药物，以免出现假阳性反应。

（7）饮酒可使血浆乳酸、尿酸盐、乙醛、乙酸等增高，长期饮酒者高密度脂蛋白（HDL-C）、CHO 偏高，红细胞平均体积（MCV）增加，γ- 谷氨酰胺转氨酶（GGT）亦较不饮酒的患者为高，甚至可以将这三项作为嗜酒者的筛选检查。

3. 吸烟　吸烟者血液一氧化碳血红蛋白含量可达 8%，而不吸烟者含量在 1% 以下。此外，儿茶酚胺（CAT）、血清可的松亦较不吸烟者高，血液学方面亦有变化，吸烟者还可导致 WBC、中性粒细胞（NEU）、单核细胞（MON）、HGB 和 MCV 增高，而嗜酸性粒细胞（EOS）减少。

4. 药物　在标本采集前,应禁止服用各种药物,药物对检验的影响非常复杂。在采样前,如必须服用某些药物,则应了解药物对检验结果会造成何种影响。庆大霉素、氨苄青霉素可使 ALT 活性增高,咖啡因可使胆红素(BIL)增高,维生素 C(Vit C)可使 GLU、CHO、TG、尿酸(UA)严重降低。

5. 体位　由于采集标本的体位不同,血液和组织间液平衡因体位不同而改变,使细胞成分和大分子物质的改变明显。例如由卧位改为站位,血浆总蛋白(TP)、ALB、BIL、Ca^{2+}、CHO、TG 及酶等浓度可增高;红细胞(RBC)、HGB 及血细胞比容(HCT)等亦可增高。由于体位的因素,在确立参考值时,应考虑门诊和住院患者可能存在的结果差异,故采集标本时要注意保持正确的体位和保持体位的一致性。

6. 采集时间　要求空腹的项目,住院患者在 8 点钟之前,门诊患者最好在 9 点钟以前,均以空腹 12 小时为宜;特殊项目应在相关部门预约;常规项目和急诊项目原则上 24 小时均可进行标本采集。

项目二　常规检验标本采集与注意事项

 案例导入

患者,男,34 岁,因饮酒后昏迷不醒,被家人送医院就诊。家人描述患者在饮酒后 1 小时有呕吐现象,伴随昏迷,有糖尿病史。医生根据患者症状和相关病史,列出急诊检验项目:肝肾功能、血糖、血脂、电解质、血常规和尿常规。

问题:

1. 请问该患者哪些指标只能作为参考?

2. 为什么要检查尿常规?

任务一　血液标本采集与注意事项

【标本采集】

血液标本采集的基本流程是:收取检验申请单(医生、护士或检验人员)→审查合格(核对检验单上姓名、住院号、科别、床号、检验项目等是否填写清晰,能正确辨认)→检查真空管条码信息是否与申请单患者信息和要求的检验信息一致→按申请单上的患者姓名呼唤其姓名以再次确认患者→找好采血静脉并消毒→按照采血顺序采取静脉血→用棉签压迫针刺点→充分混匀样品(在采血单上填上采血时间)→由运送部或临床医护人员送至相关部门检测(图 1-1)。

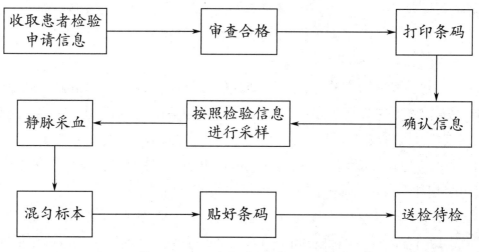

图 1-1　血液标本采集流程图

1. 采血准备　采血前,询问患者状况,明确检验项目并按要求准备好相应的器材。如消毒剂、采血针和试管等。

2. 皮肤消毒　患者采取坐位,手臂伸直放在桌子上,在上臂扎好止血带,嘱咐患者反复握拳使静脉充盈便于扎针。用蘸过碘伏的棉棒对所选取的静脉穿刺处皮肤进行环形消毒。取注射器,准备穿刺。

3. 穿刺采血　左手固定静脉穿刺部位下端,右手持注射器针筒或采血针,保持皮肤与针头大致 45° 角快速刺入皮肤,并以 30° 角穿破静脉壁进入静脉血管腔内。见回血后,将针头顺势探入少许。左手缓缓抽针栓,采集至所需血量,解除压脉带,迅速拔出针头。

4. 混匀贴签　取下针头后,将血液沿试管壁缓缓注入抗凝管内。防止溶血和产生气泡。加抗凝剂的标本需要及时充分混匀。标本采集后,必须在试管或容器上贴上检验申请单号码,住院患者应有床号、姓名,且应当场核对无误。

5. 采血顺序　血培养（黄色帽）→血凝管（蓝色帽）→血常规管（紫色帽）→血沉管（黑色帽）→生化及其他管（红色或绿色帽）（血常规管不要在第一管采血,只做血常规项目除外）（图 1-2）。

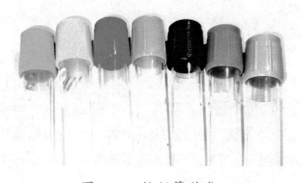

图 1-2　抗凝管种类

6. 其他要求 ①血细胞分析：用专用管抽血 2ml，轻轻混匀 8~10 次（图 1-3），用有紫色帽的管；②血沉：即抽即送，及时摇匀，抗凝剂与血液的比例为 1：4，内含 0.4ml 抗凝剂，抽血 2ml，轻轻混匀，用有黑色帽的管；③凝血象检查：放置时间不宜超过半小时，及时摇匀，抗凝剂与血液比例为 1：9，内含 0.2ml 抗凝剂，抽血 2ml，轻轻混匀，用有蓝色帽的管；④生化标本：一般应空腹抽血，电解质检测要另抽一支，用速凝管抽血 3ml，用有红色帽的管；⑤免疫标本：用速凝管抽血 3ml，用有红色帽的管；⑥配血标本：用速凝管抽血 3ml，用有红色帽的管。此外，有橘色帽的分离胶采血管用于急诊检验，有灰色帽含氟化钠（NaF）的采血管用于血糖检验。

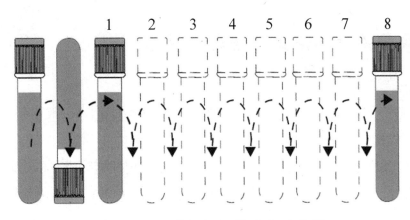

图 1-3 血常规抗凝管混匀示意图

【注意事项】

1. 无菌操作 医生、护士、检验人员除穿戴工作服外，还应戴一次性口罩，同时严格做好采血手的消毒，防止患者采血部位感染。保证一人一针，杜绝交叉感染。样品采集完成后，对所使用的材料做好无害化处置，保证环境和人员安全。

2. 熟练操作 静脉采血时，止血带应距离抽血扎针部位上方 5~7.5cm。采静脉血时止血带绑扎过久，可引起误差。如以绑扎 1 分钟的样品结果为基数，则绑扎 3 分钟，可使血浆 TP 检测数值增加 5%，CHO 检测数值增加 5%，Fe^{2+} 检测数值增加 6%，BIL 检测数值增加 8%。LDH 检测静脉采血则不能使用止血带。

3. 防止溶血 应避免以下情况：①容器不清洁、不干燥；②止血带绑扎的时间过长；③穿刺不顺利，组织损伤过多；④抽血速度过快；⑤血液注入容器时未取下针头，或注入速度过快时产生大量泡沫；⑥震荡过于剧烈等。若用普通注射器采血后，未取下针头直接将血液注入真空管内，也易造成溶血。

4. 输液采集 要特别注意采血不能在输液时同侧进行，更应杜绝在输液管或留置针内采血，因输液成分会影响检测结果，输注 K^+、GLU 溶液时采血，可使所测 K^+、GLU 结果明显增高，或使血液稀释导致结果数值偏低。

5. 标本运送 血液标本采集后宜在 2 小时内完成送检。还应避免标本温度变化过大。

6. 存储处理　未能及时检验的抗凝血标本可在室温下保存，4 小时内检测完毕。一般 WBC、RBC、PLT 计数，标本可稳定 24 小时，WBC 分类，标本可稳定 6~8 小时，HGB 测定，标本可稳定数日。低温（4℃）保存可使血小板计数（PLT）结果降低。

7. 标本拒收　①唯一性标识错误、不清楚、脱落或丢失应拒收；②申请检验项目与标本类别不符应拒收；③标本容器使用错误或破损应拒收；④标本量小于 1ml 者（婴幼儿、严重烧伤等特殊情况除外）应拒收；⑤血液中有凝块，严重溶血、脂血、乳糜血应拒收。

（张　琳）

任务二　尿液标本采集与注意事项

【标本采集】

1. 晨尿　留取清晨第一次尿。晨尿一般在膀胱中的存留时间达 6~8 小时，其各种成分浓缩，已达到检验或培养所需浓度。可用于肾脏浓缩功能评价、人绒毛膜促性腺激素（HCG）的测定，以及血细胞、上皮细胞、管型、结晶及肿瘤细胞等有形成分检查。

2. 随机尿　不为条件所限，适于门诊、急诊患者，但受多种因素的影响，有形成分的浓度较低。

3. 餐后尿　午餐后 2 小时尿中尿胆原和糖含量高，适于这两种成分的检验，可提高阳性检出率。

4. 计时尿　指采集规定时间段内的尿液标本，用于特定检查。

（1）3 小时尿：收集清晨 5~8 时尿标本，用于 1 小时尿沉渣计数。

（2）12 小时尿：晚 8 时排空膀胱，再收集至次日晨 8 时前的全部尿液，适用于尿沉渣计数。

（3）24 小时尿：适于代谢产物 24 小时定量测定，如尿 TP、GLU、Na^+、K^+、Cl^-、Ga^{2+}、UA、17- 羟皮质醇（17-OHCS）和 17- 酮皮质醇（17-COR）等。应准确地收集 24 小时尿液。采集方法：收集早上 8 时到第 2 天早上 8 时尿液，即早上 8 时排空膀胱并弃去此次尿液，再收集，直到第 2 天早上 8 时将小便全部收集在容器中，并测尿量，从混匀尿液中采集 4ml 送检。收集 24 小时尿液根据检验目的适当加入防腐剂，24 小时尿液沉渣还可用于抗酸杆菌检查。

5. 特殊尿　尿三杯试验：分别采集前段尿、中段尿、末端尿，分别盛放于 3 个尿杯中。常用于泌尿系统出血及尿路感染的初步定位。清洁尿（中段尿、导尿、膀胱穿刺尿等）适于进行细菌培养，应注意无菌操作。

6. 特殊体位　如分别采集直立或运动后尿标本与平卧 8 小时后尿标本，对体位性蛋白尿、运动性血尿诊断有帮助。

尿液标本采集及用途见图 1-4。

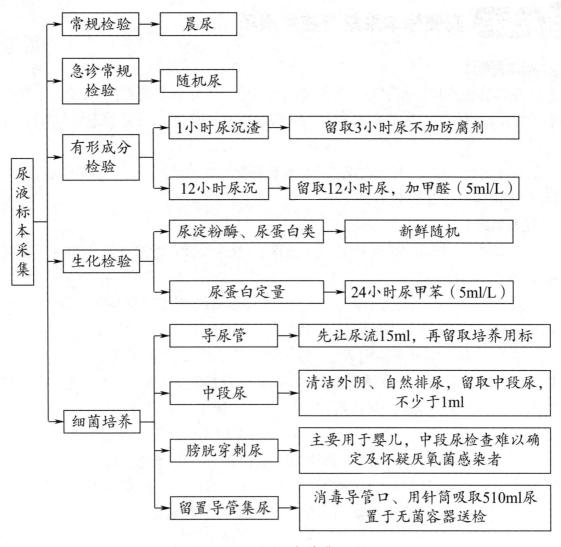

图 1-4　尿液标本采集及用途

【注意事项】

1. 容器　应用清洁、有盖、干燥的一次性容器,防止日照与污染。

2. 尿量　尿常规留取尿液 5~10ml。

3. 污染　尿标本要防止月经血、白带、精液、前列腺液、粪便、烟灰等异物混入。女性患者应避免月经期进行尿液检查,取标本前先要清洁外阴部,用 0.1% 苯扎溴铵溶液浸过的棉球擦洗外阴部并消毒尿道口。

4. 送检　尿标本要新鲜,留取后尽快送检。放置 2 小时以上尿液成分可发生变化。

5. 保存　尿胆原等化学物质可因光分解或氧化,需要避光。尿液化学成分和有形成分不稳定,如不能及时检测则需要低温保存。计时尿或采集后 2 小时无法进行检查的尿液需要加特定防腐剂,冷藏保存。

6. 处理　被检后的尿液标本需按照实验室废物处理原则,严格消毒处理后才能弃去,以防止疾病传播。

任务三 粪便标本采集与注意事项

【标本采集】

1. 正常粪便采集 通常采取自然排出的粪便。粪便应取新鲜标本,旋开干净的样本采集管,取出取样勺,多点采集一平勺粪便,不得过多或过少,然后将取样勺放回管内,旋紧。

2. 异常粪便采集 如有脓血黏液时,应选择有脓血黏液部分;如为腹泻者应取黏液部分;如为水样便应盛于容器中。

【注意事项】

1. 容器要求 应采取新鲜粪便,盛于洁净、干燥且无吸水性的有盖容器内,不得混有尿液、水或其他物质。

2. 采集要点 采集标本时应用干净竹签选取含有黏液、脓血等成分的粪便;外观无异常的粪便须从表面、深处多处取材,其量至少为大拇指末段大小(约5g)。

3. 虫卵检查 检查痢疾阿米巴滋养体时,应于排便后立即送检。检查时,应从脓血和稀软部位取材。寒冷季节标本运送、处理及检查时均需保温。检查日本血吸虫虫卵时,应取黏液、脓血部分,孵化毛蚴时至少留取30g粪便,且须尽快处理。检查蛲虫卵时须用透明薄膜拭子于晚12时或清晨排便前自肛门周围皱襞处拭取,并立即镜检。找寄生虫虫体及做虫卵计数时应采集24小时粪便,前者应从全部粪便中仔细搜查或过筛,然后鉴别其种属;后者应混匀后检查。对某些寄生虫及虫卵的初步筛选检验,应采取三送三检。因为许多肠道原虫和某些蠕虫卵都有周期性排出现象。

4. 隐血检查 隐血试验应连续检查3天,选取外表及内层粪便,迅速进行检查,以免因长时间放置使隐血反应的敏感度降低。

5. 特殊采集 无粪便排出而又必须检查时,可经肛门指诊或用采便管拭取标本,灌肠或服油类泻剂的粪便常因过稀且混有油滴等而不适于做检查标本。

6. 标本送检 标本采集后一般情况应于1小时内检查完毕,否则可因pH及消化酶等影响导致有形成分被破坏、分解。

7. 标本拒收 被容器吸干了水分的标本拒收;标本量过少的标本拒收;混入了尿液或其他成分的标本拒收;采集1小时后送检的标本拒收。

8. 标本处理 粪便标本应及时检验(一般在采集后1小时内检查完毕)。试验所使用的器具必须干净,防止试验出现假阳性。标本容器为一次性使用,检验后标本应焚烧处理。

任务四 其他标本采集与注意事项

一、阴道分泌物标本采集与注意事项

【标本采集】

采用无菌生理盐水棉拭子自阴道后穹隆、子宫颈或阴道壁上多部位旋转几周,停留10~20秒,尽可能多地采集患者阴道分泌物,以清晰见到棉签上有分泌物附着为准。

【注意事项】

1. 患者准备　取样前 24 小时禁止性生活、盆浴、阴道灌洗及局部上药。使用雌激素、孕期、经期患者不宜做该项目检查。

2. 标本运送　取样后立即送检。如需检查滴虫,应注意保暖。

3. 标本处理　滴加 25~28 滴样本处理液于试管中,将采样拭子在检测管中充分刷洗,制备混合液。若要求找到滴虫,收到标本后应迅速进行涂片镜检,如不能迅速进行镜检应将标本继续保温。制成薄涂片做革兰氏染色并寻找线索细胞。

4. 标本拒收　标本采集后未能及时送检,放置时间过长,未采取保温措施的标本。

二、前列腺液标本采集与注意事项

【标本采集】

患者检查前 3 天应禁止性活动。检查前先排尿;如做细菌培养,应先清洗尿道口,用无菌试管收集前列腺液。检查者右手示指涂润滑剂后置于肛门外慢慢插入,直至示指尽量插入直肠内。摸准前列腺,用力适中、均匀,先从上向下按摩前列腺左右叶 2~3 次,后由中线向肛门按压 2~3 次,挤压会阴部尿道,前列腺液便从尿道口流出。取样时应弃去第一滴液体,再用试管或玻片收集。

【注意事项】

取样后立即送检,避免标本干涸。已干涸的标本不能进行镜检,拒收。

三、脑脊液标本采集与注意事项

【标本采集】

患者应了解腰椎穿刺术的注意事项,放松心情,积极与医生合作。脑脊液标本由临床医生进行腰椎穿刺采集,必要时可从小脑延髓池或侧脑室穿刺获得。穿刺后应做压力测

定,然后将脑脊液分别收集于3个无菌试管中,每管1~2ml,第一管做化学或免疫学检查,第二管做微生物学检查,第三管做物理学检查和显微镜检查,顺序不宜颠倒。对于要测定pH的,要求严格保持标本采集过程中的厌氧条件。采集的脑脊液应尽量避免凝固和混入血液。

【注意事项】

标本采集后无特殊处理要求,应立即送检,不超过1小时。久置可导致细胞被破坏而影响细胞计数及分类检查,葡萄糖分解而出现含量降低,病原菌被破坏或出现溶解。病原微生物检验标本须在室温条件下运送,以免冷藏致某些微生物死亡。

四、浆膜腔积液标本采集与注意事项

【标本采集】

浆膜腔积液标本由临床医生行浆膜腔穿刺术采集,如胸腔穿刺术、腹腔穿刺术、心包腔穿刺术,穿刺术必须严格无菌操作。采集标本量视检验目的而定。积液分别收集于3个无菌管中,第一管做化学或免疫学检查,第二管做微生物学检查,第三管做病理学和显微镜检查,三管顺序不宜颠倒。

【注意事项】

注意事项见"脑脊液标本采集与注意事项"相关内容。

五、凝血和抗凝血筛选试验标本采集与注意事项

【标本采集】

一般采血前24小时进素食,避免高脂食物。情绪稳定,避免剧烈运动。注意患者是否应用肝素、口服抗凝剂等对结果有影响的药物,是否有肝病。用有蓝色帽的管采集静脉血3ml,采血应熟练,避免凝血因子激活,且避免溶血,否则影响检验结果。

【注意事项】

标本采集后应立即送检。3 000r/min离心10分钟,分离乏血小板血浆。标本采集后应立即检测,室温下应在2小时内检测完毕。在红细胞压积(HCT)<20%或>55%时,抗凝剂与血液的比例须按公式:抗凝剂(ml)=(100%-HCT)×血液(ml)×0.001 85调整。溶血、黄疸、脂血、标本量过多或过少、有凝块的标本拒收。

(张 琳)

项目三　细菌学检验标本采集与注意事项

 案例导入

　　患者,男,45 岁,连续发热 7 日。患者乔迁新居后感全身乏力,次日中午 10 点开始出现发热、畏寒、咳嗽、咳痰、胸闷、胸痛等症状,到社区诊所输液治疗 3 天,应用头孢噻肟等,但发热不退。病后精神和食欲欠佳。来院查体:T 38.5℃,P 110 次 /min,R 30 次 /min,BP 100/60mmHg。意识清楚,急性热病容。扁桃体不大。双肺呼吸音粗,未闻及啰音。心界叩诊不大,心律齐,无杂音。医嘱:查血常规、生化常规、尿常规、粪便常规和做血液培养。

　　问题:

1. 医生为何建议做血液培养?

2. 做血液培养应该在什么时候采血效果比较好?

3. 做血液培养采血量是多少?

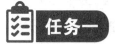 **血液及骨髓细菌学标本采集与注意事项**

一、血液标本采集与注意事项

【标本采集】

　　静脉采血,以无菌操作方法抽取血液后,直接注入血培养瓶中,轻轻颠倒混匀,以防血液凝固。为了减少皮肤定植菌的污染,静脉穿刺部位应该消毒。临床上常使用的消毒剂有 70% 乙醇、10% 聚维酮碘、1%~2% 碘酊等。对碘过敏患者,用 70% 乙醇脱碘 60 秒,干燥后采血。皮肤消毒后除非带有消毒手套,否则不可接触消毒区域。

【注意事项】

1. 采血部位　血培养通常采血部位为静脉,常选择肘静脉,不宜从静脉导管或静脉留置口取血。

2. 采血时间　患者发热 1~2 日内或发热高峰期进行采集,尽可能在未使用抗菌药物前采集。对已经使用抗菌药物的患者,则在下一次使用抗菌药物之前采集。

3. 培养次数　用药前 24 小时内采集 2~3 次血液标本,可使细菌检出率高达 99%。可疑菌血症的患者,应在使用抗菌药物之前,在 24 小时内从不同部位采集 2~3 份血液标本进行培养；可疑细菌性心内膜炎患者，在 1~2 小时内采集 3 份血标本进行培养，如果 24 小时后阴性，再采集 2 份血标本进行培养；不明原因发热患者，先采集 2~3 份血标本，24~36 小时后体温升高之前，再采集 2 份血标本进行培养；可疑菌血症但血培养持续阴性时，应改变血培养方法，以获得罕见或苛氧的微生物。

4. 采血量　成人 8~10ml/ 瓶、儿童 3~5ml/ 瓶、婴幼儿 1~2ml/ 瓶。

5. 血培养所用抗凝剂　所有的肉汤培养基中都含有抑制血栓形成的抗凝剂，最有效的抗凝剂——聚茴香脑磺酸钠，具有中和溶菌酶、抑制吞噬作用、灭活某些氨基糖苷类抗生素及抑制部分补体反应的作用。

6. 送检与储存　血液标本采集后应立即送检，2 小时内送达实验室，不能及时送检的应置于室温下暂存，切勿冷藏。运送的装置要足够安全，避免血培养瓶运送过程中因碰撞发生破裂。

 知识链接

血培养污染

污染导致的血培养假阳性是一个较为普遍的问题，即使采用最好的血培养标本采集方法也很难将污染率降至 2% 以下。血培养假阳性结果将导致不必要的抗生素治疗，延长住院时间，增加患者负担和细菌耐药性的选择性压力。准确辨别污染能极大地减少相应的花费，并有利于降低以后的污染率。但就目前来说，判断血培养污染的金标准并不存在，比如凝固酶阴性葡萄球菌既是最常见的污染菌，也是引起菌血症的病原菌之一，其血培养结果临床意义的判定仍是一个难题，需要临床医生和实验室人员相互沟通、综合分析。

因此，医护人员要提高自身认识，严格执行无菌操作，规范操作，正确留取血培养标本，尽可能使血培养污染率降到最低。

二、骨髓标本采集与注意事项

【标本采集】
疑为细菌性骨髓炎或伤寒的患者，在病灶或髂前（后）上棘处严格消毒后抽取骨髓。
【注意事项】
采集时要求严格无菌操作，防止皮肤正常菌群污染。骨髓标本一般采集 1~2ml/ 瓶，采集后立即注入增菌培养液内并轻轻摇匀。培养基与标本量的比例为 10∶1。最好进行床边接种。

任务二 泌尿生殖道检验标本采集与注意事项

一般情况下，正常人尿液是无菌的，而外尿道中常有正常菌群寄生。因此，尿培养标本的采集应注意无菌操作，防止污染，并结合菌落计数判断是否为尿路感染病原菌。

一、尿液标本采集与注意事项

【标本采集】

1. 中段尿采集法　嘱咐患者睡前少饮水，清晨用肥皂水清洗外阴部及尿道口，再用清水冲洗尿道口周围，开始排尿。将前段尿排去，留取中段尿 10~20ml 直接排入专用的无菌容器中，加盖后立即送检。疑为尿道炎时，应收集最初 3~4ml 尿液送检。该方法简单、易行，是最常用的尿培养标本收集方法。

正常中段尿含菌量 $\leqslant 10^3$CFU/ml，当中断尿含菌量为 10^4~10^5CFU/ml 时则考虑尿路感染的可能。

2. 膀胱穿刺采集法　将耻骨联合上皮肤消毒后，以无菌注射器做膀胱穿刺采集尿液 10~20ml，立即将针头插入橡皮塞内隔绝空气送检，用于厌氧菌培养。

3. 导尿采集法　采取导尿管留尿，取 10~15ml 于无菌容器内送检，是较好的无菌采集尿液的方法。

4. 集尿法　留取 24 小时尿液置于洁净容器内，取沉渣 10~15ml 送检，主要用于结核分枝杆菌检查。

5. 肾盂尿采集法　标本由临床医师采集，用于确定尿菌是否源自肾盂或输尿管。

【注意事项】

标本采集后应及时送检、及时接种。不能立即送检者，室温下保存时间不得超过 2 小时（夏季保存时间应适当缩短或冷藏保存），4℃冷藏保存时间不得超过 8 小时，但应注意淋病奈瑟球菌感染的尿液标本不能冷藏保存。尿液中不得加入防腐剂或消毒剂。

二、生殖道标本采集与注意事项

【标本采集】

1. 尿道及尿道口标本　以无菌生理盐水清洗尿道口，采取从尿道口溢出的分泌物。或者用细径的无菌棉拭子或无菌接种环伸入尿道 3~4cm，轻轻旋转后取出，分泌物可直接收集在棉拭子或接种环上。

2. 外阴部糜烂、溃疡标本　操作者应戴外科保护手套，用无菌生理盐水清洗患处，用无菌棉拭子取分泌物溃疡标本,要除去表面的痂皮,擦去流出的第一滴血(如果有),用清洁的载玻片收集渗出的血清标本,并立即盖上清洁的盖玻片。也可用无菌针头、注射器从病损部位或增大的淋巴结吸取标本。

3. 阴道及宫颈口分泌物 可用棉拭子在阴道后穹隆部收集分泌物标本。若要用于淋球菌或衣原体培养,则需从宫颈内获取标本。插入窥阴器后,先用棉球轻轻擦去宫颈黏液,将采样棉拭子深入到宫颈管内,轻轻旋转,停留10秒以上取出,将采集到的分泌物置无菌容器中尽快送检。

4. 前列腺液 疑为前列腺炎的患者,由临床医师通过前列腺按摩,留取前列腺液,置于无菌容器中,尽快送检。

5. 穿刺液标本 生殖器疱疹消毒后,用无菌注射器采集疱疹液。女性盆腔脓肿、子宫内分泌物由专科医师用无菌导管抽取。

6. 梅毒螺旋体标本 从外生殖器的硬下疳处采集,以洁净玻片直接蘸取渗出液,或从溃疡面基底部挤压出少许组织液,置于玻片上,加盖玻片后立即送检。

【注意事项】

标本采集过程中应遵循无菌操作原则以减少非致病菌的污染。标本采集后应尽快送检,淋病奈瑟球菌的培养需注意保温处理。

任务三 粪便检验标本采集与注意事项

【标本采集】

由于粪便中细菌种类很多,故应根据不同检查目的选择适宜的培养基或用适当方法处理,尽可能地抑制杂菌,以利于病原菌的检出。标本的采集尽可能在应用抗菌药物治疗前,标本应收集在宽口便盒内,并加盖密封。如考虑空肠弯曲菌则需要无血弯曲菌培养基。艰难梭菌需在厌氧环境中生存,建议在床旁进行标本的采集及接种。接种后的标本立即放入厌氧袋内,送至实验室。重复采集标本,可提高阳性检出率。

1. 自然排便法 患者用药前在干燥清洁便盆(避免使用坐式或蹲式马桶)内自然排便后,用无菌竹签挑取有脓血、黏液部分的粪便2~3g(液体粪便则取絮状物1~3ml)放入无菌便盒内送检。若无黏液、脓血,则在粪便上多点采集送检。

2. 直肠拭子法 对于排便困难的患者或儿童,用肥皂水将肛门周围洗净,将蘸有无菌生理盐水的棉拭子插入肛门4~5cm(儿童为2~3cm)采集。

【注意事项】

1. 粪便标本应尽快送检,室温下运送标本时间不超过2小时。不能及时送检,可加入pH7.0的磷酸盐甘油缓冲保存液或使用Cary-Blair运送培养基置于4℃冰箱保存,保存时间不应超过24小时。直肠拭子采集的标本必须置入Cary-Blair运送培养基或革兰氏阴性肉汤中送检。室温下运送时间不应超过 2 小时，4℃冰箱保存不应超过 24 小时。

2. 高度怀疑霍乱弧菌感染的标本需专人运送，必须符合特殊标本的安全要求。粪便标本采集后应及时送检，如不能立即送检，可将标本放入甘油盐水保存液中保存或保存于冰箱内，勿超过 2 小时。

任务四 痰液（呼吸道）检验标本采集与注意事项

痰液标本采集最好在使用抗菌药物之前，以晨痰为佳，常用方法包括自然咳痰法、支气管镜采集法、小儿取痰法、胃内采痰法、气管穿刺法等。

【标本采集】

1. 自然咳痰法　是最常用的痰液采集方法。留取痰液前，嘱咐患者用生理盐水或清水漱口或用牙刷清洁口腔，若有义齿应取下义齿。患者应用力咳出呼吸道深部的分泌物，直接吐入无菌、干燥、不吸水的带盖容器中，标本量应大于 1ml。若痰量较少或咳痰困难者，可诱导排痰，让患者雾化吸入加热至 45℃的 10%NaCl 溶液约 10 分钟，激发强烈咳嗽以利于痰液排出。对于无法自然咳痰的患者，也可采用无菌吸痰管吸取气管深部分泌物。痰液标本中白细胞 >25 个／低倍视野，且鳞状上皮细胞 <10 个／低倍视野视为合格标本，这对痰液的细菌学诊断极其重要。

2. 支气管镜采集法　由临床医生按相应操作规程进行采集，包括环甲膜穿刺经气管吸引法、防污染毛刷采集法、支气管肺泡灌洗法等。支气管肺泡灌洗法即通过支气管镜灌入肺部无菌生理盐水 100~300ml 获得，可定量培养病原体。若菌量为 10^3~10^4CFU/ml 或以上，提示急性细菌性肺炎的存在。

3. 小儿取痰法　患儿用清水反复漱口后，以压舌板向后压舌，将无菌棉拭子伸入咽后壁或腭垂后侧，小儿被压舌而刺激咳嗽，可咳出肺部或气管分泌物粘于拭子上，置于无菌试管中送检。对于年龄较小且咳痰量少的患者，可轻压胸骨上部气管，促进痰液排出，然后用无菌棉拭子采集。

4. 胃内采痰法　婴幼儿肺结核患者有时将痰误咽入胃中，可采集胃内容物作为标本。其阳性检出率比自然咳痰法高，通常于清晨空腹时插入胃管抽取胃液送检。

5. 气管穿刺法　主要用于厌氧菌培养，尤其是放线菌。本法能减少标本被污染的可能性，但该操作属于侵入性操作，患者较痛苦，很少应用。

【注意事项】

痰液标本采集后应立即送检，否则应置于室温下 2 小时内保存。对于结核分枝杆菌和真菌培养的标本可放于 4℃冰箱保存，避免杂菌生长。对于可疑烈性呼吸道传染病患者的标本（如严重急性呼吸综合征、肺炭疽、人感染高致病性禽流感、肺鼠疫等），必须严格执行国家的法律法规及相关文件进行标本的采集、运送、保存及检验，注意生物安全防护。若痰标本中混有正常菌群或唾液中含有食物颗粒,将会导致检验结果的错误。

任务五 脑脊液检验标本采集与注意事项

正常人的脑脊液是无菌的,检出细菌则提示有细菌性(急性化脓性、结核性等)脑膜炎。所以脑脊液的细菌学检查对于细菌性脑膜炎的诊断有重要价值。

【标本采集】

由临床医师按照无菌操作要求实施腰椎穿刺,一般选择第 3~4 腰椎间隙穿刺,抽取脑脊液 3~5ml,盛于无菌容器中立即送检。特殊情况可采用小脑延髓池或侧脑室穿刺采集,避免混入血液。

【注意事项】

采集的脑脊液标本盛于无菌试管或小瓶中立即送检,同时注意保温。不可置于冰箱内保存,否则会使一些细菌死亡(如脑膜炎球菌、肺炎球菌和流感嗜血杆菌),影响细菌的检出率。

任务六 浆膜腔积液检验标本采集与注意事项

人体的浆膜腔如胸腔、腹腔、心包腔及关节腔等在正常情况下仅有少量液体,这些液体在腔内主要起润滑作用,一般不易采集到。在病理情况下则可能有多量液体而形成浆膜腔液。这些积液随部位不同而分为胸腔积液、腹腔积液、心包腔积液等。

【标本采集】

由临床医师行胸腔穿刺术,腹腔穿刺术或心包穿刺术等分别采集。理学检查、化学检查、细胞学检查各留取 2ml;细菌学检查用无菌管采集标本,厌氧菌培养留取 1ml,结核菌检查留取 10ml。为防止出现凝块、细胞变性、细菌破坏自溶、污染等现象并避免穿刺出血造成的误差,应按顺序依次采用不同的无菌试管进行标本的留取,第一管作微生物学检查。

【注意事项】

浆膜腔积液标本留取后应立即送检。如送检时间过长,超过 2 小时或有溢漏,均不能做浆膜腔积液检查。

任务七 脓液(病灶分泌物)标本采集与注意事项

【标本采集】

1. 开放性脓肿　先用无菌生理盐水冲洗表面的脓液或分泌物,用无菌棉拭子采取病灶深部的脓液及分泌物。

2. 闭锁性脓肿　先用 2.5% 的碘酊和 75% 的医用酒精消毒周围皮肤,再用注射器穿刺抽取或通过手术引流的方法采取。若疑为厌氧菌感染,取标本后立即排尽注射器内空气,将针头插入无菌橡皮塞内送检。

3. 烧伤创面的分泌物　用无菌棉拭子采集多部位创面的脓性分泌物,放入无菌容器中送检。也可将沾有脓液的最内层敷料放入无菌平皿送检。

【注意事项】

采集后的标本应立即送检。如不能立即送检,置于 4℃冰箱保存,但培养淋病奈瑟球菌和脑膜炎球菌的标本除外。

　知识链接

检验科员工的自我防护

在医疗工作中,医务工作者长期与患者或具有生物危害的物质接触,是疾病感染高危人群。尤其是检验科工作人员,每天与病员的血液、尿液、粪便、痰液以及各种穿刺液等检验标本接触,这些标本中可能有致病的细菌或病毒。工作中每一环节,稍有不慎就有被感染的可能。所以在工作中加强预防意识,充分注意自我防护,合理使用防护用具,正确洗手、戴口罩和消毒等,是预防医院感染的重要方面。手是病菌传播最直接的途径,在日常工作中要注意手与皮肤的消毒防护,操作时一定要戴手套(手有伤口时要特别注意)。此外检验科常和注射器、针头、玻璃试管等实验器材接触,容易发生利器伤害,工作中要注意防护。

(李　婷)

项目四　实验室废弃物处理

1. 检验科生物安全要求

(1)工作人员须穿工作服,戴工作帽,必要时穿隔离衣、胶鞋,戴口罩、手套。

(2)实验室垃圾应当分类后处理,分别装入黑色(无生物危害)或黄色(有生物危害)垃圾袋中。

(3)使用合格的一次性检验用品,用后进行无害化处理。

(4)采血时严格执行无菌技术操作规程,静脉采血必须"一人一针一管一巾一带";微量采血应做到"一人一针一管一片";对每位患者操作前洗手或进行手消毒。

(5)无菌物品如棉签、棉球、纱布等及其容器应在有效期内使用,开启后使用时间不得超过 24 小时。使用后的废弃物品应及时进行无害化处理,不得随意丢弃。

（6）各种器具应及时消毒、清洗;各种废弃标本应分类处理,焚烧、入污水池、消毒或灭菌。

（7）报告单应消毒后发放。

（8）检验人员结束操作后应及时洗手,毛巾专用,每天消毒。

（9）保持室内清洁卫生。每天对空气、各种物体表面及地面进行常规消毒。在进行各种检验时,应避免污染;在进行特殊传染病检验后应及时进行消毒;遇有场地、工作服或体表污染时,应立即处理,防止扩散,并视污染情况向上级报告。

（10）被污染的器皿应高压灭菌后方可洗涤,对可疑病原微生物的标本应于指定地点焚烧,防止交叉感染。

（11）菌种、毒种、剧毒试剂,易燃、易爆、强酸、强碱物质,以及贵重仪器应指定专人严加保管,定期检查。菌种、毒种按《中华人民共和国传染病防治法》进行管理。

（12）标本发出报告后视检测项目保留 24 小时至 1 个月,一般标本和用具应立即消毒。

2. 实验室废弃物处理　实验室废弃物主要为感染性废弃物,包括:①实验室培养物,可能为污染源的送检标本(如血液、各种体液、排泄物);②在标本采集时与感染患者有接触的物品,如棉签等;③沾有人体组织或液体的锐器(如针头、输液器、刀片、剪刀和碎玻璃等废弃物);④所有实验室所用的材料。

（1）实验室废弃物处置原则:①不要把实验废弃物放到办公区的废物筐内;②把利器放入专用的容器内;③废弃物离开实验室前要对其外表进行消毒;④对实验室废弃物分类做上标记;⑤对废弃物贴封条,并保持到高压灭菌结束;⑥安全运送到高压灭菌处。

（2）实验室废弃物处置方法

1）利器和玻璃器皿的处置方法:①利器包括注射器、解剖刀等,结核病实验室要将利器和玻璃器皿的使用量降到最低,尽量不使用利器;②使用后的利器和玻璃器皿要放置在专用的可防刺破的利器盒里,注射器不要重新盖帽,不要折断、剪断,完整的注射器放到利器盒中,不要拆下针头;③利器盒不要装满,装到 3/4 满时,扣上盖子,先高压蒸汽灭菌后再集中处理。任何情况下都不要扔到普通垃圾里,绝不能用硬纸盒代替专用的利器盒。

2）固体废弃物的处置方法:结核病实验室产生的不可回收的固体废弃物(放射性除外)要先高压灭菌后再集中处理,无集中处理条件的可焚烧处理。

3）液体废弃物的处置方法:没用完的痰液或菌液收集后用高压蒸汽灭菌处理。高压蒸汽灭菌时液体不能超过所盛容器的 3/4,容器盖子不能拧紧。

4）感染性材料的处置方法:所有感染性材料都应该在防渗漏的容器里进行高压蒸

汽灭菌。例如,处理以前,感染性材料装入可用于高压蒸汽灭菌的、以颜色标记的塑料袋。高压蒸汽灭菌后,这些材料可放到运输容器里以备运输至集中处理场所或焚烧炉。污染的废弃物应放在指定的容器里(如以颜色标识的袋子),并且直接运到高压蒸汽灭菌器或焚烧炉中。可重复使用的运输容器应防渗漏,并且有密闭的盖子,这些运输容器在送回实验室重新使用前要消毒并清洗干净。每个工作站都应有盛装废弃物的容器,最好是防破裂的(如塑料的),里面盛放适宜的消毒液,消毒液每天配制。废弃物应保持和消毒剂直接接触(如不被气泡隔住),并根据所使用的消毒剂选择浸泡时间。然后把消毒剂倒入一个容器里以备高压蒸汽灭菌或焚烧。盛装废弃物的罐子在使用前应高压蒸汽灭菌并洗净。

焚烧是处理污染物的终末步骤,污染物的焚烧必须取得公共卫生、环保部门和实验室生物安全员的批准。

3. 处理记录　实验室废物的处理必须有登记,记录处理物品名称、处理时间、处理方法、处理数量、处理人和废物处理后的去向。废物处理完移出实验室,交集中处理单位,必须填写交接单。

模块小结

　　合格的标本是保证检验结果准确的前提,医务工作者应全面了解多种非疾病性因素对检验结果的影响,并将相关的要求和注意事项告知患者,让患者做好准备,使所采集的标本尽可能少受非疾病因素的影响,保证所采标本能客观、真实地反映患者当前的生理病理状态。

　　常规检验标本采集包括常见的血液标本、尿液标本、粪便标本及其他标本的采集方法和注意事项。细菌学检验标本采集里面重点掌握血液(及骨髓)标本、尿液标本、粪便标本、痰液(呼吸道)标本的细菌学采集方法及运送与保存的注意事项。重点掌握正确采集标本,保障检验质量结果。遵守《医疗废物管理条例》,熟悉实验室废弃物处理的原则,正确处理实验室废物,确保实验室的生物安全。

(李　婷)

 思考题

1. 患者在采集血液前应该做哪些准备?
2. 血液采集的注意事项有哪些?
3. 尿液标本计时尿分别用于什么检查?
4. 粪便检查的注意事项有哪些?

5. 血培养检查的注意事项有哪些？

6. 脑脊液和浆膜腔积液微生物检验标本处理应注意什么？

7. 简述实验室废弃物的处置原则。

8. 简述检验科医疗废物处理方法。

模块二 | 血液学一般检验

模块二 数字资源

学习目标

掌握 血液常规检验、红细胞沉降率测定和网织红细胞计数的方法。

熟悉 血液学一般检验的操作注意事项和考核评分要点。

了解 血细胞分析仪检验参数的参考范围和临床意义,红细胞沉降率和网织红细胞计数的临床应用。

项目一 血液常规检验

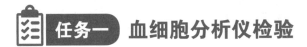

任务一 血细胞分析仪检验

案例导入

患者,女,26 岁。主诉:发热 1 天。患者于 12 月 19 日办婚礼,较劳累,稍感全身乏力。次日凌晨 4 点开始出现发热、畏寒、鼻塞、流涕、咽痛、咳嗽、咳痰、胸闷、胸痛等,到卫生院应用青霉素等输液治疗 1 天,但发热不退。病后精神、饮食欠佳。查体:T 39.4℃,P 125 次/min,R 30 次/min,BP 106/68mmHg。意识清楚,急性热病容。咽部充血,但扁桃体不大。双肺呼吸音粗,未闻及啰音。心界叩诊不大,心律齐,无杂音。

问题:

医生建议做血常规检验,针对该患者有何价值?

【实训准备】

1. 器材　紫色 EDTA-K$_2$ 抗凝管、试管架、血细胞分析仪、联机电脑、打印机及打印纸等。

2. 试剂　血细胞分析仪配套的稀释液、溶血素、清洗液及血液质控品等。

3. 标本　EDTA-K$_2$ 抗凝静脉血。

【实训步骤】

1. 测试准备　开机,连接电脑,点击桌面血细胞分析仪程序并登录,对仪器进行日常维护,如检查试剂是否足够、废液是否满溢、实验室温度及湿度等。测试空白本底和质控品是否在控,否则应调试仪器,使其为在控状态后方可进行检测。

2. 样品准备　选择仪器测试模式(全血标本或稀释的血液标本,进行参数设置,如无此功能,则忽略),对单个或批量血标本进行编号,手工或扫描条码录入信息。

3. 检测标本　运行仪器进行血液样品自动分析,待检验结果显示在电脑屏幕上。

4. 结果审核　对结果逐项核对是否正常,是否严重超出范围,以确定审核是否通过。

5. 急诊检验　应在规定时间内完成检验并及时报告。

6. 报告打印　选择打印命令,执行报告的单个或批量打印作业。

血细胞分析仪检验操作流程见图 2-1。针对不同品牌和型号的血细胞分析仪可以制定相应的标准作业程序(standard operation procedure, SOP)。

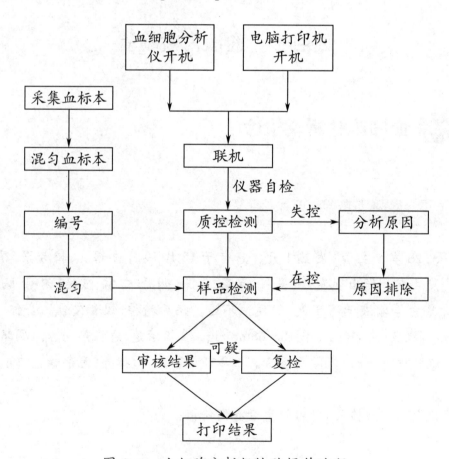

图 2-1　血细胞分析仪检验操作流程

标准作业程序

标准作业程序（SOP）是将某一事件的标准操作步骤和要求以统一的格式描述出来，用来指导和规范日常工作。SOP 是经过不断实践总结出来的，在当前条件下可以实现的最优化的操作程序设计，尽可能地将相关操作步骤进行细化、量化和优化，在正常条件下大家都能理解又不会产生歧义。SOP 是一个体系，借此提高工作质量和效率，是实验室质量管理的重要内容。

制定 SOP 应确定流程，明确步骤和执行流程。血细胞分析仪 SOP 文件一般包括实验室名称、项目、制定日期、编号、目的、应用范围、SOP 变动程序、开机程序、质控物检测、样本检测、关机程序、仪器保养等内容。

【注意事项】

1. 准备　血细胞分析仪的运行环境温度一般在 18~22℃，如不满足，可能影响仪器性能。

2. 试剂　除稀释液外，试剂应密闭保存于 2~8℃环境中。试剂和质控品应在有效期内使用。质控品使用后应及时放回原储存环境。

3. 耗材　打印纸、采血管应准备充足，防止因耗材缺乏而导致工作中断，造成患者或标本积压。

4. 标本　样本没有混匀会造成抗凝不充分，甚至造成仪器堵孔。另外，标本溶血、抗凝比例及抗凝剂选择错误也会影响检验结果。接受标本前，注意观察标本。对不合格的标本应拒收并进行登记，填写不合格标本处置单，并说明拒收理由。

5. 操作　上机检测前需再一次混匀标本，进样时防止采样针脱出液面，吸到空气。

6. 报告　报告格式要规范，如信息要完整。发放报告前应对化验单进行审核，确保及时且结果准确无误。如有疑问应进行按规定复检（包括仪器复查和手工复检，方法见本项目任务二）。一般应及时发放检验报告，急诊检验应在 2 小时内完成并报告。结果达到危急值标准，应及时向临床相关人员报告。

知识链接

危　急　值

危急值（critical values）是指某项或某类检验异常结果，而当这种检验异常结果出现时，表明患者可能正处于有生命危险的边缘状态，临床医生需要及时得到检验信息，迅速给予患者有效的干预措施或治疗,以挽救患者生命,否则就有可能出现严重后果,失去最佳抢救机会。

危急值报告制度的制定与实施,能有效增强医技工作人员的主动性和责任心,提高医技工作人员的理论水平,增强医技人员主动参与临床诊断的服务意识,促进临床、医技科室之间的有效沟通与合作。检验不仅是对标本负责,对检验结果负责,更是对患者负责。

【填写检验报告单】

×× 医院检验报告单

住院号_____ 门诊号_____

病室床号_____ 科别_____

患者姓名_____

性别_____ 年龄_____

临床诊断_____

检查目的_____

标本_____

送检日期_____

送检医师_____

检验者_____ 复核者_____ 报告日期_____

实训日期_____ 成绩_____ 批阅教师_____

【考核要求及评分标准】

序号	项目	考核内容	分值	扣分标准	扣分	得分
1	准备工作	穿白大衣 着装整齐 器材准备 试剂准备 采集标本 仪器准备	20	未穿白大衣	1	
				着装不整洁,酌情扣分	1	
				未准备器材或器材准备不全	3	
				未准备试剂或试剂准备不全	5	
				未采集标本或标本准备错误	5	
				仪器未开机或不能开机	5	
2	标本处理	核对信息 检查标本 标本标记 标本混匀 标本进样	20	接收信息不完整的标本	2	
				接收标本未观察是否溶血、血量是否准确	3	
				未标记标本号	5	
				未混匀或混匀不充分	5	
				标本位置错误或产生空吸	5	

序号	项目	考核内容	分值	扣分标准	扣分	得分
3	标本检验和结果报告	是否故障结果异常结果复检签发报告	40	不能排除故障	10	
				不能识别异常结果	10	
				未对异常结果采取措施	10	
				项目和日期不规范或错误	10	
4	清理工作	标本处理试剂保存器材整理台面清洁	20	标本未上交置于冰箱保存	5	
				试剂未还原	5	
				器材未还原	5	
				台面未清洁	5	
合计			100		100	

考核日期_____ 成绩_____ 批阅教师_____

（严家来）

任务二 血细胞手工计数及分类计数

一、血细胞手工计数

【实训准备】

1. 器材 生物光学显微镜、改良牛鲍计数板（含盖玻片）、一次性微量吸管、小试管、棉签、医用纱布、吸水纸、载玻片、推片、洗耳球、移液管、显微镜清洁剂、香柏油、记录纸和记录笔等。

2. 试剂 消毒剂、血细胞稀释液（红细胞稀释液、白细胞稀释液、血小板稀释液）等。

3. 标本 EDTA-K_2抗凝静脉血或末梢血。

【实训步骤】

1. 取稀释液 白细胞、血小板计数取相应稀释液 0.38ml，红细胞计数取红细胞稀释液 1.99ml。

2. 稀释血液 分别加一定量的血液混匀，白细胞计数取血 20μl，红细胞计数和血小板计数取血均为 10μl。

3. 充池静置 拭净改良牛鲍计数板和盖玻片，盖玻片盖在计数板上，形成计数室。

用微量吸管吸取 10~20μl 稀释的血液冲入计数室,并静置几分钟。

4. 镜检计数　计数一定范围内的血细胞数。

5. 计算结果　换算成每升血细胞数。

三种血细胞手工计数方法的比较见表 2-1。血细胞手工计数操作流程见图 2-2。

表 2-1　三种血细胞手工计数方法的比较

细胞种类	稀释液	稀释倍数	静置时间 / min	计数范围	计算公式
白细胞	2% 冰醋酸	20	2~3	四角四个大方格	$N/20 \times 10^9/L$
红细胞	Hayem 液	200	2~3	中央五个中方格	$N/100 \times 10^{12}/L$
血小板	10g/L 草酸铵溶液	20	10~15	中央五个中方格	$N \times 10^9/L$

注:N 表示计数的细胞数。

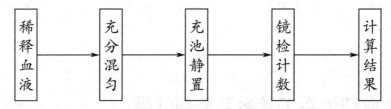

图 2-2　血细胞手工计数操作流程

【注意事项】

1. 信息准确　注意基本信息如姓名、性别、年龄、科室、临床诊断的相关资料等;标本编号须准确;注意日期和签名,防止差错。有时医生对项目和方法有特殊要求,如血小板手工计数。

2. 及时检验　标本放置时间延长对检验结果有一定影响,而且检验前标本一定要充分混匀。

3. 核对标本　血常规检查要求抗凝的全血标本,抗凝剂为 EDTA-K_2(紫色帽),采血量要准确,标本应充分混匀。

4. 消除影响　要求标本采集过程顺利,一针见血。静脉采血压脉带绑扎一般控制在 40 秒以内。

5. 控制误差　标本质量、标本稀释、充池方式、细胞辨认、压线细胞的处理正确与否等都会对结果产生一定的影响。

【填写检验报告单】

××医院检验报告单

住院号_____ 门诊号_____

病室床号_____ 科别_____

患者姓名_____

性别_____ 年龄_____

临床诊断_____

检查目的_____

标本_____

送检日期_____

送检医师_____

检验者_____ 复核者_____ 报告日期_____

实训日期_____ 成绩_____ 批阅教师_____

【考核要求及评分标准】

序号	项目	考核内容	分值	扣分标准	扣分	得分
1	准备工作	穿白大衣 着装整齐 器材准备 试剂准备	8	未穿白大衣	2	
				着装不整洁,酌情扣分	2	
				未准备器材或器材准备不全	2	
				未准备试剂或试剂错误	2	
2	操作流程	器材清洁 标记项目 取稀释液 取血液 加样 混匀标本 充池 显微镜检 计数 计数范围	74	器材未清洁	5	
				未标记标本号	5	
				取稀释液不准确	8	
				取血不准确	8	
				加样不准或产生气泡	8	
				未混匀、混匀不充分或方式错误	8	
				充液量过多过少或产生气泡	8	
				找不到视野或使用错误	8	
				计数范围错误	8	
				计数误差较大	8	
3	结果计算与报告	计算正确 格式正确	10	计算错误	5	
				格式错误	5	

序号	项目	考核内容	分值	扣分标准	扣分	得分
4	清理工作	标本处理 试剂保存 器材整理 台面清洁	8	标本未上交置于冰箱保存	2	
				试剂未还原	2	
				器材未还原	2	
				台面未清洁	2	
合计			100		100	

考核日期_____ 成绩_____ 批阅教师_____

（严家来）

二、白细胞分类计数

 案例导入

患者,农民,男,30岁。因主诉头晕、发热入院。查体:贫血貌,皮肤散发出血点,浅表淋巴结肿大,胸骨下端轻压痛,心肺无异常,腹软,肝、脾肋下未触及。实验室检查:RBC $4.0 \times 10^{12}/L$, HGB 100g/L,淋巴细胞(LYM)60%,粒细胞(GRAN)20%,中间细胞(MID)20%。

问题:

1. 该患者的实验室检查结果哪些异常?

2. 三分群血细胞分析仪与五分类血细胞分析仪检验参数有哪些差别?

【实训准备】

1. 器材　载玻片、推片、蜡笔、显微镜、香柏油、擦镜纸、清洁剂、记录笔和纸等。

2. 试剂　瑞特染液:Ⅰ液,瑞特染液;Ⅱ液,磷酸盐缓冲液(PBS)等。

3. 标本　EDTA-K$_2$抗凝静脉血或末梢不抗凝血。

【实训步骤】

1. 准备器材　包括制备血涂片、瑞特染液及显微镜等。

2. 准备标本　直接采集末梢血推片,血液较抗凝血黏稠。血细胞分析仪使用后的EDTA-K$_2$抗凝血也可以用于制备血涂片。

3. 制备涂片　一次制备3~5张血涂片,选择好的进行染色,其余备用。

4. 瑞特染色　①待血涂片充分干燥后,用蜡笔在血膜两端划线,注意不要划破血膜;②先加瑞特染液覆盖整个血膜0.5~1分钟,再加1:1~1:2比例的PBS并充分混匀,整个过程不可干燥;③直接用细水流对着载玻片末端把染色液冲净。

5. 镜检　在空气中挥动血涂片，直到充分干燥。低倍镜下浏览，可以判断血涂片制备和染色效果，油镜下对血细胞形态进行观察。在血膜的体尾交界处分类计数 100 个白细胞。

6. 计算报告　计算五种白细胞占总数的比例，以百分比的形式报告。

白细胞分类计数操作流程见图 2-3。

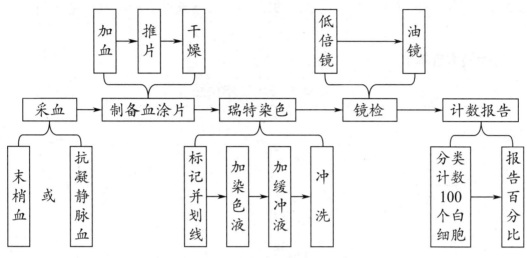

图 2-3　白细胞分类计数操作流程

【注意事项】

1. 试剂　瑞特染液应密闭保存，防止甲醇挥发，形成沉淀。瑞特染液保存过程中，部分亚甲蓝转变成天青 B（紫红色），染色效果更佳。

2. 制片　血膜应大小适中、厚薄适宜、头体尾分明、两端和两边留有适当空隙。载玻片要求清洁、干燥、中性、无油腻。血量大、推片角度大、推片速度快，推制的血膜就厚；反之，血膜则薄。

3. 染色　根据血膜大小、厚薄和环境温度，注意控制染液和缓冲液的量及比例、染色时间。血膜应干透后再染色，以防血膜脱落。染色过程中不可干燥，以防形成染料渣沉淀在血膜上。冲洗时不要倒掉染液再冲，也不要对着血膜冲洗，以防血膜脱落。

4. 镜检　加油前，保证血膜干透，否则影响观察。在血膜体尾交界处，按照弓字形的顺序移动视野，保证不重复，不能选择性计数白细胞进行分类。对于白细胞增高者，可适当增加分类细胞数，如 200 个；对于白细胞极度减低者，可分类 50 个白细胞。

　知识链接

血液显微镜形态学检验

血涂片染色显微镜形态学检验价格低廉、实用方便，但需要娴熟的操作技能和扎实的形态学基础。血液形态学检验的内容有白细胞形态检验（白细胞分类、中性粒细胞异常形态、异型淋巴细胞、中毒表现、类白血病反应、核左移及核右移等）、红细胞形态检验（红细胞大小异常、形态异常、染色异常、结构异常及排列异常等）和血小板形态检验（血小板大小、染色、分布、成熟程度等）。

　　白细胞形态检验有助于炎症、感染、肿瘤、白血病的诊断与鉴别。红细胞形态检验可以辅助贫血的诊断与鉴别，还用于血液寄生虫的诊断，如疟疾。血小板形态检验可以部分反映造血情况和血小板的功能，对于造血、出血和血栓性疾病有一定的诊断价值。

【填写检验报告单】

×× 医院检验报告单

住院号_____　门诊号_____
病室床号_____　科别_____
患者姓名_____
性别_____　年龄_____
临床诊断_____
检查目的_____
标本_____
送检日期_____
送检医师_____

　　　　　　检验者_____　复核者_____　报告日期_____

　　　　　　实训日期_____　成绩_____　批阅教师_____

【考核要求及评分标准】

序号	项目	考核内容	分值	扣分标准	扣分	得分
1	准备工作	穿白大衣 着装整齐 器材准备 试剂准备 采集标本	5	未穿白大衣	1	
				着装不整洁，酌情扣分	1	
				未准备器材或器材准备不全	1	
				未准备试剂或试剂准备不全	1	
				标本采集错误	1	
2	推血涂片	核对信息 检查标本 标本标记 标本混匀 标本进样	20	接收信息不完整标本	4	
				接收标本未观察是否溶血、血量是否准确	4	
				未标记标本号	4	
				未混匀或混匀不充分	4	
				标本位置错误或产生空吸	4	

序号	项目	考核内容	分值	扣分标准	扣分	得分
3	瑞特染色	干燥涂片 蜡笔画线 加染色液 液缓冲液 冲洗染液	30	未充分干燥即染色	6	
				划破血膜或不能阻止染液外溢	6	
				未覆盖血膜或干燥	6	
				未充分混匀或干燥	6	
				冲洗位置错误或未洗净	6	
4	镜检	低倍镜 油镜 血膜位置 移动方式 分类计数	30	找不到视野	8	
				找不到视野	8	
				未对准体尾交界处	2	
				未按弓字形移动视野	2	
				不能分类或分类误差较大	10	
5	结果计算 与报告	结果计算 签发报告	10	未对异常结果采取措施	5	
				项目和日期不规范或错误	5	
6	清理工作	标本处理 器材整理 台面清洁	5	标本未上交置于冰箱保存	1	
				器材未还原	1	
				台面未清洁	1	
合计			100		100	

考核日期_____ 成绩_____ 批阅教师_____

（严家来）

项目二 红细胞沉降率测定

 案例导入

患者,女,35岁。来院急诊主诉:双腕和双肘关节肿痛1年,伴晨僵1小时,近来气温骤降,加重致不能活动。查体:上述关节肿胀、压痛。双手X线片显示:骨质疏松,近端指间关节可见骨质破坏。根据病史初步诊断为类风湿关节炎,医生建议进行风湿全套检查。

问题:

1. 风湿全套检查包括哪些项目?

2. 红细胞沉降率（ESR）检查项目还有什么价值?

任务一 魏氏法

【实验准备】

1. 器材　魏氏血沉管和血沉架、采血消毒器材、枸橼酸钠抗凝管、采血针（或 2~5ml 注射器）、0.5ml 移液管、洗耳球、试管和试管架等。

2. 试剂　109mmol/L 枸橼酸钠抗凝剂等。

3. 标本　枸橼酸钠抗凝静脉全血。

【实训步骤】

1. 编号　取一支试管，进行编号。如用枸橼酸钠抗凝管（黑色帽）采血，步骤 2 可省略，直接采血 2ml。

2. 加抗凝剂　取 109mmol/L 枸橼酸钠抗凝剂 0.4ml 加入编号的试管内。

3. 采血　采静脉全血 1.6ml，加入含有抗凝剂的试管中，立即混匀。

4. 吸血并立于血沉架上　用魏氏血沉管吸取混匀的抗凝全血至"0"刻度处，拭去管外余血，将魏氏血沉管竖直立于血沉架上。

5. 读取结果　室温下静置 1 小时后，读取红细胞下沉后血浆段高度（mm）。

6. 报告结果　××mm/h。

红细胞沉降率测定操作流程见图 2-4。

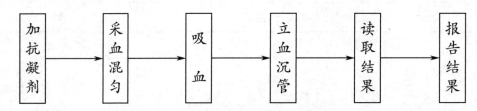

图 2-4　红细胞沉降率测定操作流程

【注意事项】

1. 标本要求　严格控制采血量，使抗凝剂与血液比例为 1：4。抗凝管采血量为 2ml，并充分混匀。

2. 吸取标本　吸血时避免产生气泡。调整血液液面为"0"刻度。

3. 立血沉架　血沉管应严格竖直放置，血沉管下端与橡皮垫紧密接触，防止血液外漏影响测定结果。血沉架要平稳，应避免直接光照、移动和振动。

4. 及时报告　血沉常为急诊项目，1 小时后及时报告。

【填写检验报告单】

×× 医院检验报告单

住院号_____ 门诊号_____

病室床号_____ 科别_____

患者姓名_____

性别_____ 年龄_____

临床诊断_____

检查目的_____

标本_____

送检日期_____

送检医师_____

检验者_____ 复核者_____ 报告日期_____

实训日期_____ 成绩_____ 批阅教师_____

【考核要点和评分标准】

序号	项目	考核内容	分值	扣分标准	扣分	得分
1	准备工作	穿白大衣 着装整齐 器材准备 试剂准备 标本准备	10	未穿白大衣	2	
				着装不整洁,酌情扣分	2	
				无准备器材或器材准备不全	2	
				无准备试剂或试剂准备不全	2	
				无准备标本或标本准备错误	2	
2	加抗凝剂	编号 加抗凝剂	10	试管无编号	5	
				加试剂不准确,操作不规范	5	
3	静脉采血	部位选择 消毒 熟练程度 采血量	30	采血部位选择不当	5	
				消毒不符合要求	5	
				两次以上采血	10	
				采血量有误差	10	
4	血沉测定	吸血 上架 静置 读数 报告	45	未达到"0"刻度处	2	
				未拭去管外余血	2	
				血沉管血液外漏	2	
				血沉管内有气泡	2	
				血沉管放置倾斜	2	
				读取时间不准	5	
				读数不准	10	
				结果报告方式错误	20	

序号	项目	考核内容	分值	扣分标准	扣分	得分
5	清理工作	标本处理 器具还原 台面清洁	5	未清洗器材	2	
				器具、试剂未还原	1	
				台面未清洁	2	
合计			100		100	

考核日期＿＿＿＿＿　成绩＿＿＿＿＿　批阅教师＿＿＿＿＿

（方安宁）

任务二　血沉仪法

【实训准备】

1. 器材　自动血沉仪（图2-5）、试管架等。

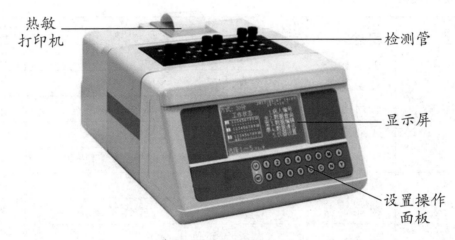

图2-5　自动血沉仪

2. 试剂　含枸橼酸抗凝的黑色帽专用血沉管。
3. 标本　枸橼酸钠抗凝全血。

【实训步骤】

1. 通电开机　连接仪器电源线及通讯线缆。打开仪器电源开关,进行仪器自检。
2. 参数设置　选择检测方式及检测时间。
3. 标本准备　采集静脉血或枸橼酸钠抗凝检测标本。
4. 标本加样　将检测标本加入测试管,如使用细长专业血沉抗凝采血管标本,则无需此步骤。
5. 放置标本　将测试管插入检测通道。
6. 仪器检测　仪器自动识别并自动检测。

7. 打印报告　血沉检测完毕后,自动打印输出检测结果,如采用通讯传输可输出检测结果。

8. 关闭仪器　所有标本检测完毕后,关闭仪器电源,取出所有测试管。

血沉仪测定操作流程见图2-6。

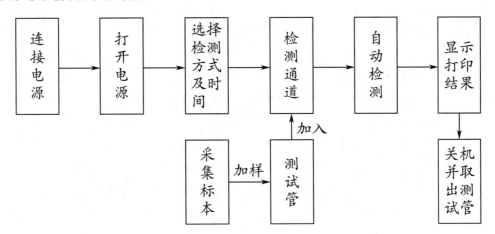

图 2-6　血沉仪测定操作流程

【注意事项】

1. 要求避光操作,不可在强光直射环境下操作。

2. 仪器内有测试管时,严禁开机自检。

3. 仪器发出警示音及扫描灯亮时,严禁插入测试管。

4. 测试管内注入检测标本,切勿超过刻度线。刻度线以上勿残留标本。

5. 如在测试管上标注通道号,一定要标注到测试管顶部,远离刻度线。

6. 测试管插入测试通道后,一定要听到仪器识别音。

7. 插入测试管后,需关闭仪器上盖。

【填写检验报告单】

×× 医院检验报告单

住院号＿＿＿＿＿＿＿　门诊号＿＿＿＿＿＿

病室床号＿＿＿＿＿　科别＿＿＿＿＿＿

患者姓名＿＿＿＿＿＿＿＿＿＿＿＿＿

性别＿＿＿＿＿＿＿＿　年龄＿＿＿＿＿＿＿

临床诊断＿＿＿＿＿＿＿＿＿＿＿＿＿＿

检查目的＿＿＿＿＿＿＿＿＿＿＿＿＿＿

标本＿＿＿＿＿＿＿＿＿＿＿＿＿＿＿＿＿

送检日期＿＿＿＿＿＿＿＿＿＿＿＿＿＿

送检医师＿＿＿＿＿＿＿＿＿＿＿＿＿＿

检验者＿＿＿＿＿＿＿＿＿　复核者＿＿＿＿＿＿＿＿＿　报告日期＿＿＿＿＿＿＿＿＿

实训日期＿＿＿＿＿＿＿＿＿＿　成绩＿＿＿＿＿＿＿＿　批阅教师＿＿＿＿＿＿＿＿＿

【考核要点和评分标准】

序号	项目	考核内容	分值	扣分标准	扣分	得分
1	准备工作	穿白大衣 着装整齐 标本准备	10	未穿白大衣	3	
				着装不整洁,酌情扣分	3	
				标本准备错误	4	
2	仪器操作	连接电源线及通讯线 开机 选择检测方式及检测时间 将标本加入检测管 将检测管插入检测通道 打印结果 关机并取出检测管	80	未连接电源线,直接开机	5	
				找不到仪器开关	5	
				检测方式选择错误	10	
				检测时间选择错误	10	
				不会选择检测方式及检测时间	10	
				未将标本加入检测管	10	
				标本加入检测管不合格	10	
				不会打印结果	10	
				使用结束后,没有关机	5	
				关机后,没有取出检测管	5	
3	清理工作	废物处理 台面清理	10	未将废物正确处理	5	
				未清理台面	5	
合计			100		100	

考核日期_____ 成绩_____ 批阅教师_____

（方安宁）

项目三　网织红细胞计数

 案例导入

　　患者,男,15岁。参加校运动会后,出现寒战高热、酱油色尿、四肢乏力、面色苍白,来院就诊。无相关疾病病史,无家族遗传病史。血常规检验:WBC 13.2×10^9/L,NEU 86%,LYM 16%,RBC 1.56×10^{12}/L,HGB 62g/L,PLT 55×10^9/L;MCV 和平均红细胞血红蛋白含量（MCH）正常,平均红细胞血红蛋白浓度（MCHC）增高;血涂片见大量球形红细胞。医师建议做网织红细胞检查。

问题：

1. 球形红细胞增多有什么意义？

2. 溶血与网织红细胞有什么关系？

【实训准备】

1. 器材　显微镜、Miller 窥盘、小试管、试管架、温箱或水浴箱、计时器、滴管、载玻片、推片、吸耳球、微量吸管和采血器材等。

2. 试剂　10g/L 新亚甲蓝生理盐水溶液或 10g/L 煌焦油蓝酒精溶液等。

3. 标本　末梢血或静脉血。

【实训步骤】

1. 加染液　于小试管中加入染液 2 滴。

2. 染色　取末梢血（或 EDTA-K$_2$ 抗凝静脉血）2 滴加于有染液的试管中，立即混匀，室温下放置 15~20 分钟或 37℃温度下放置 10~15 分钟。

3. 制备涂片　取混匀染色血 1 小滴推制成血涂片，自然干燥。

4. 显微镜计数

（1）常规计数法：用低倍镜浏览全片，观察血涂片染色和细胞分布情况，选择红细胞分布均匀、无重叠、染色效果好的区域（常在涂片体尾交界处），滴加镜油 1 滴，在油镜下计数至少 1 000 个红细胞中的网织红细胞数。

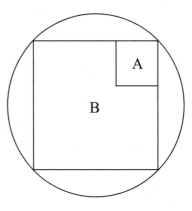

图 2-7　Miller 窥盘结构

（2）Miller 窥盘计数法：将 Miller 窥盘置于目镜内，计数小方格（A）中的红细胞，同时计数大方格（B）（含小方格 A）中的网织红细胞（图 2-7）。然后将小方格内数得红细胞数乘以 9，折算成一个大方格内的红细胞数。

5. 计算

（1）网织红细胞百分数：

常规法：网织红细胞百分数 $= \dfrac{\text{计数 1 000 个红细胞中的网织红细胞数}}{1\,000} \times 100\%$

Miller 窥盘计数法：网织红细胞百分数 $= \dfrac{\text{大方格（B）中的网织红细胞数}}{\text{小方格（A）内红细胞数} \times 9} \times 100\%$

（2）网织红细胞绝对数：每升网织红细胞绝对数 = 每升红细胞数 × 网织红细胞百分数。

6. 结果报告

（1）网织红细胞百分数：××%。

（2）网织红细胞绝对数：×××$\times 10^9$/L

网织红细胞手工计数操作流程见图2-8。

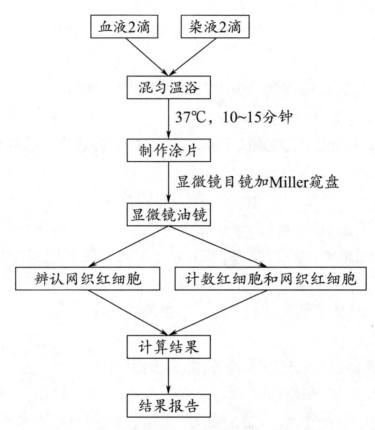

图 2-8　网织红细胞计数操作流程

【注意事项】

1. 标本　因网织红细胞在体外仍继续成熟,其数量随着保存时间的延长而递减,所以标本采集后应及时处理。

2. 染色　①染色标本染色后也应及时推片,因染料吸附可人为增高网织红细胞计数值;②染液与血液比例以1∶1为宜,严重贫血时,可适量增加血量;③试管法染色时间不能过短,染色温度最好控制在37℃。

3. 镜检　①选择红细胞分布均匀、网织红细胞染色较好的部位计数,一般选择血膜体部;②避免重复计数,镜下观察时沿载玻片长轴,以弓字形轨道移动视野,取多个区域计数网织红细胞,尽量使其具有代表性。

4. 报告　报告百分比或绝对值,RET<15$\times 10^9$/L是诊断再生障碍性贫血的指标之一。

【填写检验报告单】

×× 医院检验报告单

住院号_____ 门诊号_____

病室床号_____ 科别_____

患者姓名_____

性别_____ 年龄_____

临床诊断_____

检查目的_____

标本_____

送检日期_____

送检医师_____

检验者_____ 复核者_____ 报告日期_____

实训日期_____ 成绩_____ 批阅教师_____

【考核要点及评分标准】

序号	项目	考核内容	分值	扣分标准	扣分	得分
1	准备工作	穿白大衣 着装整齐 器材准备 试剂准备	6	未穿白大衣	1	
				着装不整洁,酌情扣分	1	
				未准备器材或器材准备不全	2	
				未准备试剂或试剂准备不全	2	
2	活体染色	加染液 加血样 混匀 孵育	40	染液量不当	5	
				血液量不当	5	
				未充分混匀	5	
				孵育时间不当	10	
				孵育温度不当	10	
				孵育时未密封试管	5	
3	RET 计数	推片 干燥 镜检 辨认 计数	50	加标本量不当	5	
				制片不佳	5	
				涂片未充分干燥	5	
				未在低倍镜下确认细胞分布	5	
				未在低倍镜下确认染色效果	5	
				油镜视野不清	5	

序号	项目	考核内容	分值	扣分标准	扣分	得分
3	RET 计数	计算 计算结果 报告		未遵循计数原则	5	
				计数结果不准确	5	
				结果计算错误	5	
				报告方式错误	5	
4	清理工作	标本处理 器具还原 试剂还原 台面清洁	4	标本未清理	1	
				器具未还原	1	
				试剂未还原	1	
				台面未清洁	1	
合计			100		100	

考核日期_____ 成绩_____ 批阅教师_____

模块小结

　　血液一般检验包括血液常规检验和其他检验。血液常规检验的方法包括血细胞分析仪检验和显微镜手工检验。血细胞分析仪检验应严格按照操作流程:仪器维护与运行→本底测试及质控→待测样本检测→仪器故障与报警解决→报告的审核与发放等。报告参数有白细胞、红细胞和血小板数字参数,另外还有图形图像参数,如细胞直方图和散点图等。血液常规显微镜手工检验则是应用显微镜进行血细胞的计数和形态学检查。重点掌握血细胞分析仪操作流程,并能够在必要时进行手工复检。熟悉以上血液一般检验各参数包括形态学参数的参考值和临床应用。

　　血液一般检验的常用项目还有红细胞沉降率测定和网织红细胞计数,也分为仪器检验和手工检验。红细胞沉降率受细胞数量、形态及血浆因素的影响,主要用于严重贫血和多种炎症状态的判断与鉴别。网织红细胞是红细胞发育的一个特殊阶段,反映骨髓的造血能力,对于贫血及相关疾病的诊断与鉴别具有重要价值。

（方安宁）

思考题

1. 良好血涂片的标准是什么？如何才能制作一张良好的血涂片？
2. 简述瑞特染色原理和步骤。

3. 如何进行显微镜血细胞计数的误差分析？
4. 如何综合运用检验指标进行贫血的实验室诊断？
5. 写出血细胞分析仪参数的英文代码。
6. 简述网织红细胞计数的临床应用。
7. 简述红细胞沉降率测定的临床应用。

模块三 ｜ 凝血与纤维蛋白溶解检验

模块三 数字资源

学习目标

掌握 凝血与纤维蛋白溶解检验仪器法和手工法的操作步骤。

熟悉 凝血与纤维蛋白溶解检验仪器法和手工法的注意事项。

了解 凝血与纤维蛋白溶解检验各项指标的临床应用。

项目一 凝血检验

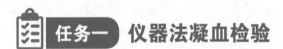

任务一 仪器法凝血检验

案例导入

某糖尿病患者的抗凝血标本在凝血仪上检测的凝血指标中,凝血酶原时间(PT)12.6秒、活化部分凝血活酶时间(APTT)36.2秒、凝血酶时间(TT)103.5秒、纤维蛋白原(FIB)3.36g/L、D-二聚体(D-D)365μg/L。患者多次检查凝血指标,只有TT异常,检验科及临床医生未找到原因。随后将患者标本送至另外一台仪器上检测凝血指标,结果凝血指标完全正常。

问题:

1. 原TT结果异常的原因可能有哪些?

2. 如果TT结果异常是仪器的原因,应如何处理?

3. 全自动凝血仪检测的原理是什么?

【实训准备】

1. 器材　全自动凝血仪、计算机、打印机和废液桶等。

2. 试剂　PT 试剂盒、APTT 试剂盒、TT 试剂盒、FIB 试剂盒、D-D 试剂盒、纤维蛋白（原）降解产物（FDP）试剂盒和清洗液等。

3. 标本　109mmol/L 枸橼酸钠抗凝静脉血（抗凝剂与血液之比为 1∶9）。

【实训步骤】

1. 开机自检

（1）检查仪器试剂和废液量等。

（2）依次打开稳压电源、仪器电源、计算机电源和打印机电源,并连接。

（3）仪器自检通过后,进入升温状态。

（4）达到温度后,仪器提示可以进行工作。

2. 测试前准备

（1）标本按要求编号,以 3 000r/min 离心 15 分钟,分离乏血小板血浆,放于样本托架上。

（2）按照测试的检验项目做好试剂准备,严格按试剂说明书的要求进行溶解或稀释,溶解后室温下放置 10~15 分钟,然后,将各种试剂放置于设置好的试剂盘相应位置。

（3）观察定标曲线的线性、回归性等指标。

（4）选择测试项目,从仪器菜单上选择要测试的检验项目。

3. 样本测试

（1）测试各项目质控品,按要求记录并进行结果分析。如结果在控,可进行样本测试。

（2）输入标本及患者信息,在样本检测菜单中勾选要检测的项目。

（3）再次确认试剂位置、试剂量和标本位置后,按"开始"菜单进行检测。

4. 结果输出

（1）设置好自动传输模式后,检测结果将自动传输到终端计算机上。

（2）结果经审核确认后,打印报告单。

5. 测试后工作

（1）试验完毕后,将试剂瓶盖盖好,将试剂盘与试剂一同放入冰箱于 2~8℃储存。

（2）按清洗保养键,仪器自动灌注,等仪器清洗完毕后,按关闭菜单退出。

（3）关闭稳压电源、仪器电源、计算机电源和打印机电源。

全自动凝血仪操作流程见图 3-1。不同品牌和型号的凝血仪操作有所不同,具体操作见仪器说明书。

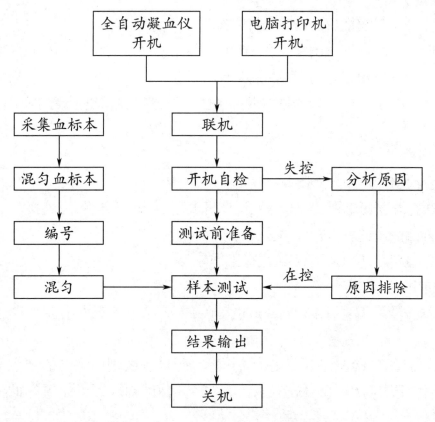

图 3-1　全自动凝血仪操作流程

【注意事项】

1. 仪器　购置仪器后按说明书标出的仪器应能达到的性能参数对仪器进行评价,如发现问题及时与厂家联系。

2. 试剂

（1）在检测过程中加样器应进行校准,保证试剂稀释和加样量的准确。

（2）有定标血浆的检测项目,可用定标血浆建立标准曲线,在更换试剂批号或种类时均应用定标血浆重新建立标准曲线。

（3）试剂在预温槽内的放置时间应严格按试剂说明书的要求进行限定,放置时间延长或缩短会影响测定结果的准确性。

（4）鉴于目前凝血试验标准化工作还有待完善,不同检测系统（仪器、试剂、定标血浆和质控物）测出同一标本的结果有差异,因此在更换试剂种类和批号时有必要重新建立正常参考范围。

3. 标本

（1）做好分析前的质量控制非常重要,标本的采集和存储应严格按有关要求进行。

（2）检测标本时一定要做好室内质量控制。

仪器的维护和保养

实验室仪器的日常维护保养具有重要意义,实验室应根据不同仪器使用条件制订合理的维护保养计划,合理的维护保养计划能够提升实验室检测设备的准确性和功能性,降低故障率,提高使用率和延长设备使用周期。

仪器设备的三级保养:

一级保养:由使用科室责任人实施设备的外部除尘、清洁,紧固易松的螺钉和零件,观察并记录日常在使用过程中的运转情况等。

二级保养:由使用科室的责任人和设备维修保养人员按计划进行内部检查和清洁,检查有无异常情况,确定是否需要修理,排除故障或安全隐患,并做好相关记录备查。

三级保养:由专业设备维修人员进行,对设备全体部分或主要部件进行检查,调整精密度,必要时更换易损的零部件,以降低设备故障的发生率,减少由于设备误差造成的医疗纠纷。

【填写检验报告单】

×× 医院检验报告单

住院号_____ 门诊号_____

病室床号_____ 科别_____

患者姓名_____

性别_____ 年龄_____

临床诊断_____

检查目的_____

标本_____

送检日期_____

送检医师_____

检验者_____ 复核者_____ 报告日期_____

实训日期_____ 成绩_____ 批阅教师_____

【考核要点及评分标准】

序号	项目	考核内容	分值	扣分标准	扣分	得分
1	准备工作	穿白大衣 生物安全 器材准备 试剂准备 采集标本 仪器准备	25	未穿白大衣	2	
				生物安全不合格,酌情扣分	3	
				未准备器材或器材准备不全	5	
				未准备试剂或试剂准备不全	5	
				未准备标本或标本准备错误	5	
				仪器未开机或不能开机	5	
2	标本处理	核对信息 检查标本 标本标记 试剂复溶 标本离心	20	接收信息不完整标本	2	
				接收标本未观察是否溶血	3	
				未标记标本号	5	
				试剂未复溶	5	
				离心转速或时间错误	5	
3	制备标准曲线	血浆加样 试剂加样 读取时间	15	标准品稀释错误或加样不准确	5	
				未检查试剂	5	
				读取时间不准确	5	
4	待检血浆检验	血浆加样 试剂加样 读取时间	15	血浆加样不准确	5	
				未检查试剂	5	
				读取时间不准确	5	
5	结果报告	核对结果 签发报告	10	未核对结果	5	
				项目或日期不规范或错误	5	
6	清理工作	标本处理 试剂保存 仪器关闭 台面清洁	15	标本未置于冰箱保存	2	
				试剂未还原	3	
				仪器未关闭	5	
				台面未清洁	5	
	合计		100		100	

考核日期_____ 成绩_____ 批阅教师_____

（任晓东）

任务二 **手工法凝血检验**

案例导入

患者,女,55岁。腹痛待查,麦克伯尼点(麦氏点)反跳痛剧烈。血常规检验:WBC 17.8×10^9/L, NEU 86.5%, PLT 176×10^9/L, HGB 113g/L。临床诊断为急性阑尾炎,行手术治疗。术前做凝血检查:PT 28.7秒, APTT 35.1秒, TT 16.2秒, FIB 3.72g/L。

问题:

1. 该患者凝血项目有哪些异常?

2. 各凝血项目的临床意义是什么?

3. 凝血检查结果对于患者手术治疗有何指导作用?

【实训准备】

1. 器材　水浴箱、试管、试管架、加样枪、枪头、离心机和秒表等。

2. 试剂　凝血酶原时间(PT)试剂盒、活化部分凝血活酶时间(APTT)试剂盒、凝血酶时间(TT)试剂盒、纤维蛋白原(FIB)试剂盒。

3. 标本　109mmol/L枸橼酸钠抗凝静脉血。

【实训步骤】

1. 标本处理　将静脉血标本以3 000r/min离心15分钟,分离乏血小板血浆待检。

2. 试剂准备　将PT试剂盒、APTT试剂盒、TT试剂盒和FIB试剂盒按照说明书进行预温。

3. 标本检验　取小试管1支,加入待检血浆,37℃预温5分钟,再加入凝血试剂,立即混匀同时启动秒表计时。在37℃水浴中不断轻轻摇动试管,期间不断取出,约30°角倾斜观察试管,试管中混合物不再流动时(呈胶冻状),立即停止计时,读取时间即为血浆各凝血项目时间,重复此步骤2次,取平均值报告。其中FIB需根据测定的TT查标准曲线,获得待检血浆FIB浓度。具体操作方式见表3-1。

表3-1　各凝血检验手工法

凝血项目	待检血浆/ml	试剂1/ml	试剂2/ml	参考区间
PT	0.1	PT 0.2	–	11~14s
APTT	0.1	APTT 0.1	$CaCl_2$0.1	32~43s
TT	0.1	TT 0.1	–	16~18s
FIB	0.2(1∶10稀释)	TT 0.1		2.00~4.00g/L

4. 结果报告　记录血浆各凝血项目检验结果。每个实验室应建立所用测定方法相应的参考区间。其中待检者血浆 PT 超过正常对照 3 秒以上有临床意义；APTT 超过正常对照 10 秒以上有临床意义；TT 超过正常对照 3 秒以上有临床意义。

各凝血项目手工检验操作流程见图 3-2

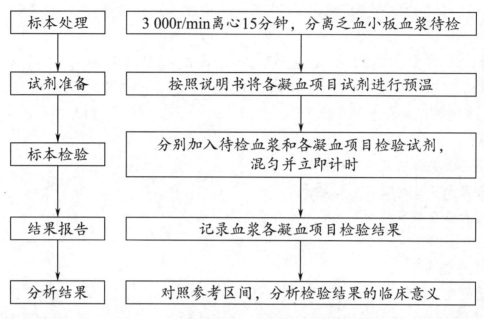

标本处理	→	3 000r/min 离心 15 分钟，分离乏血小板血浆待检
试剂准备	→	按照说明书将各凝血项目试剂进行预温
标本检验	→	分别加入待检血浆和各凝血项目检验试剂，混匀并立即计时
结果报告	→	记录血浆各凝血项目检验结果
分析结果	→	对照参考区间，分析检验结果的临床意义

图 3-2　各凝血项目手工检验操作流程

 知识链接

FIB 标准曲线制备

1. 稀释标准品　将复溶后的纤维蛋白原标准品用 FIB 缓冲液分别作 1∶5、1∶10、1∶15、1∶20、1∶40 稀释，计算出各稀释倍数的 FIB 浓度（g/L）。

2. 加标本并温浴　取不同浓度的标准血浆 0.2ml 于试管中，置于 37℃水浴中温浴 5 分钟。

3. 加试剂计时　于试管中加入凝血酶试剂 0.1ml，混匀并立即计时。

4. 观察结果　在 37℃水浴中不断轻轻摇动试管，期间不断取出，约 30° 角倾斜观察试管，试管中混合物不再流动时（出现胶冻状）立即停止计时，读取时间（秒），重复测定 1 次，取其平均值作为 TT 值。

5. 绘制标准曲线　以各稀释倍数的 FIB 浓度（g/L）为横坐标，TT 值（s）为纵坐标，在双对数坐标纸上绘出标准曲线。

【注意事项】

1. 试剂

（1）由于不同来源和不同制备方法的组织凝血活酶对结果影响很大，造成结果的可比性差，会影响判断治疗效果。WHO 以人脑凝血活酶 67/40 批号作为标准品，并以国际敏感指数（ISI）表示各种制剂与 67/40 之间的相互关系。67/40 为原始参考品，定 ISI 为 1.0。市场上供应的组织凝血活酶试剂应注明 ISI 值。

（2）试剂盒质量对 APTT 测定结果影响很大，不同的 APTT 试剂盒，其质量也不同。一般选用在血浆浓度为 200~250U/L 时对因子Ⅷ、Ⅸ、Ⅺ灵敏的试剂。激活剂因规格不一，其致活能力也不同，因此参比值有差异。如果正常参比血浆 APTT 明显延长，则提示 APTT 试剂盒质量不佳。

（3）由于每次使用的 TT 试剂盒其凝血酶活性可能存在差异，故使用每批次 TT 试剂盒测定时需要有正常参比血浆对照。

（4）凝血酶法对纤维蛋白原标准品要求高，必须保证 FIB 试剂盒的质量。使用不同批号的 FIB 试剂盒，应该重新制备标准曲线。

（5）试剂长期保存后可能会形成沉淀，用前请振摇均匀。

2. 标本

（1）采血应顺利，否则可激活凝血因子，静脉压迫时间过长可引起局部纤溶酶原激活。血液样本应无溶血、黄疸、脂血或血凝块等现象。

（2）标本采血后应尽快检测标本，最迟不超过 2 小时，放置过久凝固时间有缩短的倾向。

（3）抗凝剂与血液比例（1：9）应准确。肝素或 EDTA-Na$_2$ 抗凝血浆不宜用作本试验。

（4）标准品与标本稀释倍数必须准确。

3. 操作

（1）须在 37℃环境中进行此反应，温度偏高或偏低均会影响结果。

（2）在水浴箱中操作时，因试管外会沾有水滴，注意与试管内的液体相区别。

（3）FIB 含量高于 4.00g/L 或低于 0.80g/L 的血浆必须按适当比例进行稀释，并重新测定。

（4）正确倾斜试管并准确判断血浆凝固终点（纤维蛋白形成）是记录凝固时间的关键。

【填写检验报告单】

××医院检验报告单

住院号_____ 门诊号_____

病室床号_____ 科别_____

患者姓名_____

性别_____ 年龄_____

临床诊断_____

检查目的_____

标本_____

送检日期_____

送检医师_____

检验者_____ 复核者_____ 报告日期_____

实训日期_____ 成绩_____ 批阅教师_____

【考核要点及评分标准】

序号	项目	考核内容	分值	扣分标准	扣分	得分
1	准备工作	穿白大衣 生物安全 器材准备 试剂准备 采集标本	20	未穿白大衣	2	
				生物安全不合格,酌情扣分	3	
				未准备器材或器材准备不全	5	
				未准备试剂或试剂准备不全	5	
				未准备标本或标本准备错误	5	
2	标本处理	核对信息 检查标本 标本标记 试剂恒温 标本离心	20	接收信息不完整标本	2	
				接收标本未观察是否溶血	3	
				未标记标本号	5	
				试剂未温浴	5	
				离心转速或时间错误	5	
3	待检血浆检验	血浆加样 试剂加样 混匀	15	血浆加样不准确	5	
				试剂加样不准确	5	
				未混匀	5	
4	结果观察	观察时间 观察错误	15	未在规定的时间内观察	5	
				观察时间偏长	5	
				观察时间偏短	5	
5	结果报告	核对结果 签发报告	10	未核对结果	5	
				项目或日期不规范或错误	5	

序号	项目	考核内容	分值	扣分标准	扣分	得分
6	清理工作	标本处理 试剂保存 器材整理 台面清洁	20	标本未置于冰箱保存	5	
				试剂未还原	5	
				器材未还原	5	
				台面未清洁	5	
合计			100		100	

考核日期_____ 成绩_____ 批阅教师_____

（任晓东）

项目二 纤维蛋白溶解检验

 案例导入

患者,老年男性,肠息肉切除术后,出现便血,逐步加重。24小时出血量大于1 000ml,经输血治疗后HGB进行性下降,输注红细胞3.5U,出血未见改善。PT 13.2~18.5秒,APTT 29~42.5秒,FIB从1.79g/L下降到小于0.45g/L,FDP升高,D-二聚体（D-D）452μg/L。二次肠镜发现多处渗血,镜下止血。输注红细胞3.5U、300ml血浆、1治疗剂量血小板,经内科止血治疗,消化道活动性出血逐渐停止,HGB上升至101g/L,PLT170×10⁹/L。

问题:

1. 该患者术后出血的原因有哪些?

2. 该患者FDP升高的原因是什么?

3. 凝血和纤维蛋白溶解检验指标对于患者的治疗有何指导意义?

任务一 **仪器法纤维蛋白溶解检验**

仪器法纤维蛋白溶解检验参见项目一全自动凝血仪的使用。

任务二 **手工法纤维蛋白溶解检验**

【实训准备】

1. 器材　试管架、离心机、加样枪、枪头、秒表、专用纸片板和搅拌棒等。

2. 试剂　包被有抗 D-D 抗体的胶乳颗粒悬浮液试剂,配套质控品,D-D 阴性、阳性对照,pH 8.2 的甘氨酸缓冲液。

3. 标本　109mmol/L 枸橼酸钠抗凝静脉血(抗凝剂与血液之比为 1:9)。

【实训步骤】

1. 标本处理　将静脉血标本以 3 000r/min 离心 15 分钟,分离乏血小板血浆待测。

2. 试剂准备　从冰箱取试剂及阴性对照、阳性对照、质控品,温度平衡至室温,为 20~25℃。

3. 标本检验

(1)加标本:吸取待检血浆、D-D 阴性对照、阳性对照、质控品各 15μl,加于已编号专用纸片板相邻的环形圈内。

(2)加试剂:于每个环形圈内加入经混匀的胶乳颗粒悬浮液试剂 15μl,用不同的搅拌棒将标本与试剂混匀,轻轻摇动纸片板 3 分钟。

(3)观察结果:在 5 分钟内观察结果。待检血浆和 D-D 阴性对照、阳性对照比较,若待检血浆、D-D 阴性对照无凝集,则待检血浆 D-D 阴性(D-D 值 <500μg/L);若待检血浆和 D-D 阳性对照有凝集,D-D 阴性对照无凝集,则为待检血浆 D-D 阳性(D-D 值 >500μg/L)。若阳性,则根据凝集程度进一步将待检血浆用缓冲液作 1:2、1:4、1:8、1:16 倍比稀释,再做测定,以发生凝集反应最高稀释倍数为最终结果。

4. 结果报告　结果报告本法临界检出阈值为 500μg/L,如待检血浆最高稀释度 1:4 为阳性时,则其 D-D 含量为 2 000μg/L。D-D 含量的正常参考区间为阴性(<500μg/L)。

血浆 D-D 含量测定操作流程见图 3-3。

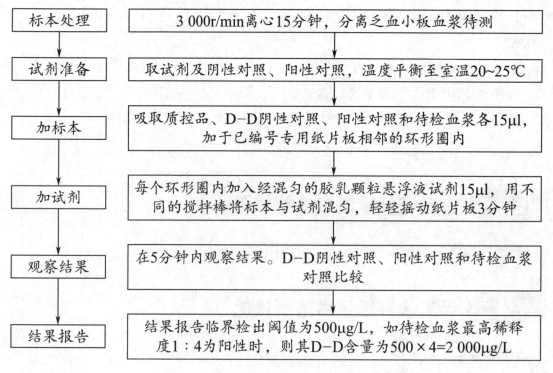

图 3-3　血浆 D-D 含量测定操作流程

52

原发性纤维蛋白溶解和继发性纤维蛋白溶解

原发性纤维蛋白溶解是指纤维蛋白溶解酶原激活物的增高不是由于纤维蛋白凝块的作用引起。这时,没有交联纤维蛋白形成,也就没有D-D,降解的只有纤维蛋白原,只有FDP。

继发性纤维蛋白溶解是指当纤维蛋白形成后,刺激血管内皮细胞,使血管内皮细胞生成纤维蛋白溶解酶原激活物,从而引起纤维蛋白溶解酶作用增强,将形成的纤维蛋白溶解,D-D就是纤维蛋白的特有降解产物。

理论上,原发性纤维蛋白溶解FDP(+)、D-D(-);继发性纤维蛋白溶解FDP(+)、D-D(+)。其实,真正的检测结果很少出现FDP很高,D-D阴性的,往往是以FDP显著升高,D-D轻度升高更为多见。而继发性纤维蛋白溶解,必须要有FDP和D-D的同时升高。因此,原发性纤维蛋白溶解和继发性纤维蛋白溶解两者最大的区别在于是否有凝血酶的生成,是否有纤维蛋白凝块的形成,如果有,则是继发性纤维蛋白溶解。所以D-D是否存在是原发性和继发性纤维蛋白溶解的重要区别。

【注意事项】

1. 器材专用纸片板应保持清洁干燥。

2. 试剂包被有抗D-D抗体的胶乳颗粒悬浮液试剂应置于4~8℃保存,切勿冻结,使用前从冰箱中取出,平衡至室温。

3. 操作

(1)试剂加入前应轻轻混匀充分,并且加至环形圈内标本旁边,再用搅拌棒将标本与试剂充分混匀,混匀后液体厚度要适宜,液体不能超出环形圈。

(2)测定环境应保持在20~25℃,若测定环境低于20℃时,应延长1~2分钟观察结果。

(3)应在5分钟内观察结果,并在适宜的光线背景下观察。

4. 其他

(1)D-D阴性对照、阳性对照、质控品与待测血浆同时检测,以保证测定结果的可靠性。

(2)待测血浆中存在高浓度类风湿因子时,可致本试验呈假阳性反应。

【填写检验报告单】

×× 医院检验报告单

住院号_____ 门诊号_____

病室床号_____ 科别_____

患者姓名_____

性别_____ 年龄_____

临床诊断_____

检查目的_____

标本_____

送检日期_____

送检医师_____

检验者_____ 复核者_____ 报告日期_____

实训日期_____ 成绩_____ 批阅教师_____

【考核要点及评分标准】

序号	项目	考核内容	分值	扣分标准	扣分	得分
1	准备工作	穿白大衣 生物安全 器材准备 试剂准备 采集标本	20	未穿白大衣	2	
				生物安全不合格,酌情扣分	3	
				未准备器材或器材准备不全	5	
				未准备试剂或试剂准备不全	5	
				未准备标本或标本准备错误	5	
2	标本处理	核对信息 检查标本 标本标记 试剂恒温 标本离心	20	接收信息不完整标本	2	
				接收标本未观察是否溶血	3	
				未标记标本号	5	
				试剂未温浴	5	
				离心转速或时间错误	5	
3	待检血浆检验	血浆加样 试剂加样 混匀	15	血浆加样不准确	5	
				试剂加样不准确	5	
				未混匀	5	
4	结果观察	观察时间 观察错误	15	未在规定的时间内观察	5	
				假阴性	5	
				假阳性	5	

序号	项目	考核内容	分值	扣分标准	扣分	得分
5	结果报告	核对结果 签发报告	10	未核对结果	5	
				项目或日期不规范或错误	5	
6	清理工作	标本处理 试剂保存 器材整理 台面清洁	20	标本未置于冰箱保存	5	
				试剂未还原	5	
				器材未还原	5	
				台面未清洁	5	
合计			100		100	

考核日期_____　　成绩_____　　批阅教师_____

模块小结

　　本模块学习重点是能够正确操作凝血酶原时间（PT）、活化部分凝血活酶时间（APTT）、凝血酶时间（TT）、纤维蛋白原（FIB）和D-二聚体（D-D）的实训步骤。

　　凝血检验为手术前必查项目，同时在血栓前状态检查及监控临床口服抗凝药物方面也发挥着重要的作用。PT主要反映外源性凝血系统状况，其中INR常用于监测口服抗凝剂。PT延长见于先天性凝血因子Ⅱ、Ⅴ、Ⅶ、Ⅹ缺乏、纤维蛋白原缺乏和后天性凝血因子缺乏。后天性凝血因子缺乏主要见于维生素K缺乏、严重的肝脏疾病、纤维蛋白溶解亢进、DIC和口服抗凝剂等。PT缩短见于血液高凝状态和血栓性疾病等。APTT主要反映内源性凝血系统状况。APTT延长见于凝血因子Ⅷ、Ⅸ和Ⅺ水平减低，如血友病A、血友病B和凝血因子Ⅺ缺乏症；缩短见于高凝状态，如促凝物质进入血液和凝血因子的活性增高等情况。TT主要反映纤维蛋白原转为纤维蛋白的时间。TT延长见于DIC纤维蛋白溶解亢进期、低（无）纤维蛋白原血症、异常血红蛋白血症和血中纤维蛋白（原）降解产物（FDP）增高；缩短无临床意义。FIB主要反映纤维蛋白原的含量，增高见于急性心肌梗死；减低见于DIC消耗性低凝期。

　　纤维蛋白溶解检验中D-D来源于纤维蛋白溶解酶溶解的交联纤维蛋白凝块，主要反映纤维蛋白溶解功能。D-D的临床检测主要应用在静脉血栓栓塞（VTE）、深静脉血栓形成（DVT）和肺栓塞（PE）的诊断；D-D增高见于继发性纤维蛋白溶解功能亢进，是原发性纤维蛋白溶解和继发性纤维蛋白溶解的重要区别。

（任晓东）

模块四 ｜ 临床体液检验

模块四
模块四 数字资源

学习目标	
掌握	尿液、粪便、精液、前列腺液、阴道分泌物、脑脊液、浆膜腔积液等体液的一般性状和显微镜检查的内容及方法；粪便隐血、尿 HCG 和精子计数等检查的方法和结果判断。
熟悉	体液各种标本检查的注意事项、结果报告和考核要求。
了解	体液各种标本检查的意义和应用。

项目一　尿液常规检验

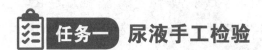 **任务一** 尿液手工检验

 案例导入

　　患者,男,13 岁。7 天前晨起发现双眼睑水肿,排出洗肉水样小便,3 天前出现尿量逐渐减少而入院就诊。患儿 1 个月前因扁桃体发炎,口服抗生素治疗,患病以来精神食欲稍差,既往无肾病史。查体: T 37.2℃,P 88 次 /min,R 26 次 /min,BP 142/80mmHg,发育正常,精神差,眼睑水肿,结膜稍苍白。咽部充血,扁桃体肿大,可见少量脓性分泌物,黏膜无出血点。心肺无异常,肝、脾触未及,移动性浊音(－),肠鸣音存在,双下肢出现凹陷性水肿。根据病史查体,建议进行尿液常规检验。

　　问题:

　　该患者尿液常规检验的价值是什么?

【实训准备】

1. 器材　显微镜、载玻片、擦镜纸、试管和滴管等。

2. 试剂　200g/L 磺基水杨酸溶液。

3. 标本　新鲜尿液标本。

【实训步骤】

1. 肉眼观察　尿液的颜色和透明度,直接记录结果。

2. 蛋白定性　取小试管 1 支,加尿液于试管 1/3 高度,滴加磺基水杨酸溶液 1 滴,立即混匀,于 1 分钟内观察并判断记录结果。

3. 显微镜检查　取载玻片一张,尿沉渣液混匀后取 1 滴均匀涂抹于载玻片上,置于低倍镜下观察,计数 20 个视野中的管型数,转换高倍镜计数 10 个视野中的细胞数(包括红细胞、白细胞、上皮细胞等),记录结果。如果尿液外观清澈,需离心后再混匀并涂片观察,报告时需注明离心尿。

4. 废物处理　尿液标本、滴管、尿杯等须丢入医疗废物桶,集中销毁。尿液涂片、玻璃试管等浸泡于清洗液中,统一清洗。

尿液常规手工检验操作流程见图 4-1。

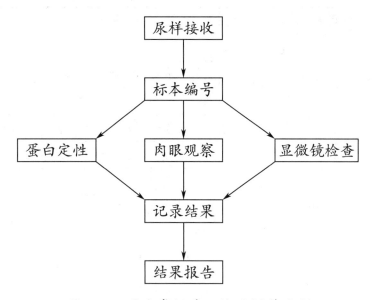

图 4-1　尿液常规手工检验操作流程

【注意事项】

1. 尿液标本以晨尿为佳,采用新鲜中段尿测试,并要保持标本的新鲜和防止污染。排尿后最好在 1 小时之内完成检查,最长不能超过 2 小时。

2. 浑浊尿做尿蛋白测定时应离心后取上清液做试验。

3. 镜检前必须先混匀尿液标本,再取一滴尿液均匀涂抹于载玻片上。

4. 女性尿液标本要防止阴道分泌物及经血等混入。

5. 尿液标本检验时务必认真仔细观察,准确报告,切勿粗心大意。

【填写检验报告单】

××医院检验报告单

住院号_____ 门诊号_____

病室床号_____ 科别_____

患者姓名_____

性别_____ 年龄_____

临床诊断_____

检查目的_____

标本_____

送检日期_____

送检医师_____

检验者_____ 复核者_____ 报告日期_____

实训日期_____ 成绩_____ 批阅教师_____

【考核要求及评分标准】

序号	项目	考核内容	分值	扣分标准	扣分	得分
1	准备工作	穿白大衣 着装整齐 器材准备 试剂准备 标本准备	5	未穿白大衣	1	
				着装不整洁,酌情扣分	1	
				无准备器材或器材准备不全	1	
				无准备试剂或试剂准备不全	1	
				无准备标本或标本准备不正确	1	
2	肉眼观察	颜色 透明度	10	颜色报告错误	5	
				透明度报告错误	5	
3	蛋白定性	操作步骤 动作规范 观察结果	20	操作不规范	5	
				动作不规范	5	
				判断不准确:结果相差1个+扣5分	10	
4	显微镜检查	混匀 加尿液 镜检方式 观察结果	50	标本未混匀	5	
				未用低倍镜观察全片	5	
				未在低倍镜下观察管型	5	
				细胞种类报告错误	10	
				管型漏报	5	
				管型类型报告错误	10	
				报告结果与镜检记录不一致	5	
				报告格式不正确	5	

序号	项目	考核内容	分值	扣分标准	扣分	得分
5	清理工作	标本处理 器具还原 试剂还原 台面清洁	15	标本未按规定处理	5	
				器具未还原	2	
				试剂未整理	5	
				台面未清洁	3	
合计			100		100	

考核日期_____ 成绩_____ 批阅教师_____

（朱　伟）

任务二　尿液干化学分析仪检查

 案例导入

患者,男,40岁,因小腹疼痛,有尿频、尿急、尿痛等症状,尿液异常呈红色,遂到医院就医检查。医生根据病史和查体,建议进行尿液常规检验。尿液干化学分析仪检查结果显示蛋白(＋)、糖(－)、胆红素(±)、隐血(2+)、白细胞(＋),随即进行显微镜镜检未发现红白细胞等成分。

问题:

1. 该患者的尿液检验结果异常可能是什么原因?

2. 应该如何分析解决?

3. 尿液常规检验有何意义?

【实训准备】

1. 器材　尿液干化学分析仪、试管和滤纸等。

2. 试剂　尿液干化学试纸条、校验试纸条、人工尿质控液。

3. 标本　新鲜尿液标本 10ml。

【实训步骤】

1. 开机自检　开启电源,仪器开始自检程序,自检通过后进入待测试状态。

2. 校验试纸条检测　将专用校验试纸条置于检测槽中,按下测试键,待仪器打印出校验试纸条测试结果,且显示与定值结果符合后,取回校验试纸条保存。

3. 样本检测　将尿液干化学试纸条完全浸入尿液 1~2 秒后取出,沿试管壁将试纸条上多余尿液沥干,必要时用滤纸吸去,然后将试纸条置于检测槽中,按下测试键,仪器完成检测后,自动打印出结果。

4. 报告结果 将打印的结果粘贴于报告单上。

5. 废物处理 尿液标本、尿液干化学试纸条、滤纸等须丢入医疗废物桶,集中销毁。

尿液干化学分析仪操作流程见图 4-2。

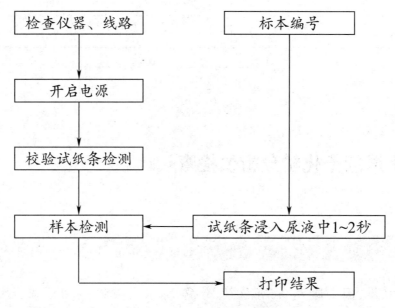

图 4-2 尿液干化学分析仪操作流程

【注意事项】

1. 测试环境 检测温度要适宜,仪器、尿液标本和干化学试纸条的温度都应维持在20~25℃,以保证仪器在最佳温度环境内工作。

2. 试纸条保存 使用配套的合格试纸条并妥善保管,不得随意更换。试纸条从冷藏温度恢复到室温之前,不要随意打开试纸条筒的密封盖。每次取用后应立即密封盖上瓶盖,防止干化学试纸条受潮变质。

3. 仪器保养 保持仪器试纸条检测槽的清洁,保证测试光路无污物和灰尘阻挡。每日工作完毕,应用清水或无腐蚀性的中性清洗剂将仪器表面擦拭干净,注意及时清理废物装置。

4. 仪器校准

(1)开机后,测试仪器自带的校验试纸条,观察测定结果与校验试纸条标示的结果是否一致,只有完全一致才能证明该仪器处于正常工作状态。

(2)取人工尿质控液(包括"高值"和"低值"两种浓度各 1 份)和自然尿标本(包括正常尿和异常尿各 1 份),连续检测 20 次,观察每份标本每次检测是否在靶值允许的范围内。

5. 结果分析　分析测定结果应结合临床,并在掌握尿液干化学模块反应原理基础上充分考虑其影响因素,客观实际地评价仪器检测结果,必要时进行确证试验。

 知识链接

尿液干化学分析仪检查的局限性

一般尿液颜色为浅黄色、黄色到深黄色,透明,但由于某些尿色异常,应用尿液干化学分析仪不能准确判断或排除干扰。例如因 G-6-PD 缺乏而导致严重溶血的尿液标本,将试纸条浸入尿中,取出后发现试纸条所有模块上都被染上明显的深颜色,尿液干化学分析仪检查多次结果都是阳性,但镜下并未发现细胞。这说明仪器已经无法正确判断这些颜色,或颜色已经超出仪器的检出限,因此仪器会报出错误的结果。此时必须将这些影响试纸条颜色的情况去除,才可获得正确的结果。不仅是肉眼血尿会导致这种异常,还有严重的黄疸尿、卟啉尿、棕黑色的高铁血红蛋白尿、黑尿酸尿、菌尿、乳糜尿等都会对尿液干化学分析仪检查和尿沉渣检查有严重的影响。在临床检验工作中,一定要注意观察尿液外观,不能盲目听信仪器,要善于分析问题和解决问题。

【填写检验报告单】

×× 医院检验报告单

住院号_____　门诊号_____

病室床号_____　科别_____

患者姓名_____

性别_____　年龄_____

临床诊断_____

检查目的_____

标本_____

送检日期_____

送检医师_____

　　　　　　检验者_____　复核者_____　报告日期_____

　　　　　　实训日期_____　成绩_____　批阅教师_____

序号	项目	考核内容	分值	扣分标准	扣分	得分
1	准备工作	穿白大衣 着装整齐 器材准备 试剂准备 标本准备	5	未穿白大衣	1	
				着装不整洁,酌情扣分	1	
				无准备器材或器材准备不全	1	
				无准备试剂或试剂准备不全	1	
				无准备标本或标本准备不正确	1	
2	开机	接通电源 打开仪器	10	电源未接通	5	
				未找到仪器开关	5	
3	质控试纸条检测	取质控条 放置 测试	20	未提前取出质控试纸条	5	
				放置位置不正确	5	
				测试结果判断不正确	10	
4	尿样检测	参数设置 编号 浸润 沥干 放置 检测	50	未设置参数	5	
				未设置待测样品编号	5	
				试纸条浸润不正确	10	
				试纸条沥干不充分	5	
				试纸条沥干方式不正确	5	
				试纸条放置位置错误	10	
				操作过程整体不规范	10	
5	打印结果	核对结果 打印结果	10	未核对结果	5	
				未打印结果	5	
6	清理工作	标本处理 试剂保存 器材整理 台面清洁	5	标本未按规定处理	1	
				试剂未还原	1	
				器材未还原	2	
				台面未清洁	1	
	合计		100		100	

考核日期_____ 成绩_____ 批阅教师_____

（朱 伟）

任务三 尿液有形成分分析仪检查

【实训准备】

1. 器材　全自动流式细胞型尿液有形成分分析仪或影像式有形成分分析仪。

2. 试剂　仪器配套的稀释液、鞘流液、染色液、校准品及质控液。

3. 标本　新鲜尿液标本 10ml。

【实训步骤】

1. 开机自检　开启电源,仪器开始自检程序。

2. 检测本底和质控　自检无误后仪器自动充液并进行本底测试(空白计数)。本底检测通过后,进行仪器质控检查。

3. 质控分析　进行标本检测前,至少使用两种浓度水平的质控液进行检测,如果失控,应分析原因,重新进行测试,直到所有参数均在控。

4. 检测尿液标本　质控通过后才能进行样品测试,测试方式可选择手动或自动两种方式。如选择手动测试,把混匀的尿液标本置于进样口,按进样键,仪器完成测试过程。如选择自动模式,将标本放置在专用的试管架上,放入自动进样槽,对第一个标本编号后按"开始"键,仪器自动混匀、吸样、检测。

5. 打印结果　检测结束后,仪器自动显示、打印结果。

6. 分析结果　结合尿液干化学分析检查结果,筛选异常标本进行人工显微镜复查。

7. 处理废物　尿液标本等须丢入医疗废物桶,集中销毁。

尿液有形成分分析仪操作流程见图 4-3。

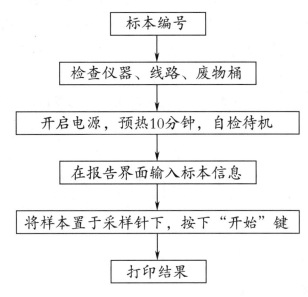

图 4-3　尿液有形成分分析仪操作流程

【注意事项】

1. 测试环境　仪器的最佳工作温度在 20~25℃,相对湿度为 30%~85%,远离电磁干扰。

2. 标本要求　尿液标本中若有较大的颗粒外来物,可引起仪器阻塞。防腐剂或荧光素会降低全自动流式细胞型尿液有形成分分析仪的可靠性。

3. 仪器保养　操作人员必须熟悉仪器性能,严格按说明书操作,做好质控及仪器保养,定期清洗及检查各系统。

4. 影响因素　尿液中存在大量黏液、结晶、真菌、精子等,可引起管型、红细胞、细菌等计数结果假性增高或减低。

5. 人工复检　分析仪对尿液中的某些有形成分不能准确识别,因此不能完全取代人工显微镜检查。在实际应用中,对于有异常成分的尿液标本一定要进行人工镜检复查。

 知识链接

尿液有形成分检查结果报告的规范化建议

尿液有形成分镜检应在有临床需求时、尿液复检时、人工审核结果或仪器自动审核时进行。当镜下不能明确分类与鉴别时,建议做辅助检查或化学染色,报告有形成分的数量和种类。不同检测方法检验报告单中的名称也应尽量使用规范的名称,必要时采用分层报告或解释性注释。例如,当血尿中出现红细胞碎片(形态如三角形、盔形、直角形等)疑机械损伤引起时,建议分层报告:第一层可注明异常红细胞的名称并报告百分比;第二层可结合临床信息及其他检查结果(如血涂片中裂片红细胞、贫血、血小板减少等),提示临床排除血栓性微血管病的可能;第三层提示临床必要时做进一步的相关检查。尿液中出现管型时不能直接笼统报告为生理性管型和病理性管型,应在高倍镜下鉴别和确认,应依据管型具体类别分类报告。对于使用光学显微镜或未染色时难以鉴别的特殊管型及罕见管型,有条件时可采用染色、相差显微镜、偏振光显微镜等特殊方法进行鉴别,确认后再报告。

【填写检验报告单】

×× 医院检验报告单

住院号_____　门诊号_____

病室床号_____　科别_____

患者姓名_____

性别_____　年龄_____

临床诊断_____

检查目的_____

标本_____

送检日期_____

送检医师_____

检验者_____　复核者_____　报告日期_____

实训日期_____　成绩_____　批阅教师_____

【考核要求及评分标准】

序号	项目	考核内容	分值	扣分标准	扣分	得分
1	准备工作	穿白大衣 着装整齐 器材准备 试剂准备 标本准备	5	未穿白大衣	1	
				着装不整洁,酌情扣分	1	
				无准备器材或器材准备不全	1	
				无准备试剂或试剂准备不全	1	
				无准备标本或标本准备不正确	1	
2	开机	接通电源 打开仪器	10	电源未接通	5	
				未找到仪器开关	5	
3	质控液检测	取质控品 混匀 检测	20	未提前取出质控品平衡至室温	5	
				未充分混匀质控液	5	
				未能排除失控原因	10	
4	尿样检测	试剂检查 废液检查 参数设置 样品准备 样品检测 故障排除	50	未检查试剂是否充足	5	
				未检查废液是否已满	5	
				检测模式选择错误	10	
				样品未编号	5	
				样品编号混乱	5	
				样品量不正确	5	
				不能消除仪器报警	10	
				不能排除仪器故障	5	
5	打印结果	核对结果 打印结果	10	未核对结果	5	
				未打印结果	5	
6	清理工作	标本处理 试剂保存 器材整理 台面清洁	5	标本未按规定处理	1	
				试剂未还原	1	
				器材未还原	2	
				台面未清洁	1	
	合计		100		100	

考核日期＿＿＿＿＿＿　　成绩＿＿＿＿＿＿　　批阅教师＿＿＿＿＿＿

（朱　伟）

项目二　粪便常规检验

患者,女,48 岁。因腹泻、腹痛、黏液血便 2 天入院。患病前 3 天有食用不洁食物病史。患者主诉脐周阵发性隐痛,多见于有便意时,便后能缓解,腹泻每日 6~8 次,大便为黏液血便,每次粪便量少。考虑为急性肠炎,予以氧氟沙星 0.2g,静脉注射,每 12 小时 1 次;口服黄连素 0.3g,每天 3 次。治疗 4 天后,症状无明显好转,每日腹泻 3~6 次,大便仍为黏液血便,有腥臭味。医生建议进行粪便常规检验及隐血试验。

问题:

医生建议做粪便常规和隐血检验有何意义?

任务一　粪便外观和显微镜检查

【实训准备】

1. 器材　显微镜、载玻片和竹签等。
2. 试剂　生理盐水。
3. 标本　新鲜粪便。

【实训步骤】

1. 观察粪便性状　取新鲜粪便,仔细观察其颜色和性状,记录结果。
2. 观察特殊成分　选择粪便异常的部分,仔细观察有无黏液、血液、寄生虫虫体等。
3. 制片　取洁净载玻片加生理盐水 1~2 滴,用竹签从粪便多处取材(特别是脓液、血液、黏液等异常部分)涂成薄片,厚度以能透视纸上字迹为度。

4. 显微镜检查　先用低倍镜观察有无虫卵、原虫和食物残渣等,再换高倍镜观察有无细胞的情况并对其数量进行估计。观察时避免重复和遗漏(建议多做几张涂片镜检,以提高阳性率。)

5. 报告方式

(1)粪便外观报告:描述粪便的颜色(黄褐色、柏油样便、鲜血便等);性状(软便、稀便、糊状便、黏液脓血便等);有无寄生虫及其种类。

(2)显微镜检验结果报告:×× 细胞:××~×× /HP(高倍视野);脂肪小滴:同细胞报告;虫卵:见到 ×× 寄生虫虫卵;粪便中存在较多的植物细胞和纤维素等。

粪便常规检验操作流程见图 4-4。

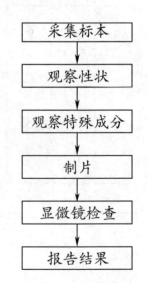

图 4-4　粪便常规
检验操作流程

【注意事项】

1. 粪便标本应及时送检,尤其是疑为原虫和肠滴虫感染者的粪便应注意转送途中保温。

2. 镜检要按照一定的顺序移动,避免重复和遗漏。要求每张片子至少观察 10 个视野。

3. 粪便中细菌的鉴定可用革兰氏染色后油镜检验,但确诊仍需通过细菌培养后确定。

 知识链接

粪便常规检验的临床意义

正常粪便为黄软便且成形,无红细胞、虫卵、原虫,偶见少量白细胞或上皮细胞。黑色见于上消化道出血、服用铁剂等;鲜红色见于下消化道出血,如痢疾、痔疮等;灰白色见于胆道阻塞、服用钡剂等;绿色见于食用大量绿色蔬菜、婴儿消化不良等;果酱色见于阿米巴痢疾及细菌性痢疾。脓血便见于细菌性痢疾、溃疡性结肠炎;黏液便见于阿米巴痢疾和细菌性痢疾;米汤样便见于霍乱等;蛋花样便见于婴儿消化不良;羊粪样粒便见于痉挛性便秘;水样便见于急性肠炎;带状便见于肛门狭窄等;糊状便见于消化不良;血样便见于下消化道出血及痔疮。红细胞增多见于肠炎、痢疾及痔疮出血等;白细胞增多见于肠寄生虫病、细菌性痢疾等;寄生虫卵见于肠道及肝胆寄生虫病,如蛔虫病等;巨噬细胞见于细菌性痢疾或阿米巴痢疾患者;大量上皮细胞出现见于溃疡性结肠炎。隐血试验阳性见于消化道出血、消化道肿瘤等;假阳性见于食肉、服用铁剂。

任务二 粪便隐血试验

 案例导入

患者,男,52 岁。心慌、乏力、上腹部隐痛不适 2 个月就诊。患者 2 个月前开始逐渐出现心慌、乏力、上楼无力,有时上腹部隐痛不适。家人发现面色不如以前红润,略见消瘦,大便有时发黑,既往无胃病史。实验室检查:HGB 75g/L,RBC 3.08×10^{12}/L,多次粪便隐血(+),血清铁 8μmol/L,血清铁蛋白 11μg/L,总铁结合力 90μmol/L。

问题:

粪便隐血试验有何意义?

一、邻联甲苯胺法

【实训准备】

1. 器材　载玻片或试管、竹签和消毒棉签（滤纸或白瓷板）等。

2. 试剂　10g/L 邻联甲苯胺冰乙酸溶液（取邻联甲苯胺 1g，溶于冰醋酸及无水酒精各 50ml 的混合液中，置棕色瓶内，保存于 4℃冰箱，可用 8~12 周，若变为暗色，应重新配制）、3% 过氧化氢和蒸馏水。

3. 标本　新鲜粪便。

【实训步骤】

1. 加样和试剂　用竹签挑取少许粪便标本涂于消毒棉签（滤纸或白瓷板）上，依次滴加 10g/L 邻联甲苯胺冰乙酸溶液及 3% 过氧化氢溶液各 1~2 滴于标本上。

2. 观察结果　根据蓝色是否出现和出现的速度与强度判断阴性、阳性及强阳性级别。

3. 结果判断　粪便隐血试验结果判断依据见表 4-1。

表 4-1　粪便隐血试验结果判断

结果	依据
阴性（－）	加入试剂后 2 分钟内不显色
阳性（＋）	加入试剂 10 秒后显浅蓝色渐变蓝色
阳性（2＋）	加入试剂后显浅蓝褐色且逐渐加深
阳性（3＋）	加入试剂后立即显蓝褐色
阳性（4＋）	加入试剂后立即显蓝黑褐色

4. 报告方式　粪便隐血：阴性或阳性（应报告阳性级别）。

二、单克隆抗体胶体金试纸法

【实训准备】

1. 器材　载玻片或试管、竹签等。

2. 试剂　免疫胶体金试纸盒、蒸馏水。

3. 标本　新鲜粪便。

【实训步骤】

1. 制备悬液　取洁净干燥的载玻片，滴加 2~3 滴蒸馏水，取粪便少许，混匀成均匀混悬液。

2. 测试　将试纸条的反应端浸入粪便混悬液中，5 分钟内观察试纸条上有无颜色变化。

3. 结果观察 检测线和控制线均出现红色为阳性,仅在控制线出现红色为阴性。检测线和控制线均不显色说明试纸条失效。

4. 结果判断 单克隆抗体胶体金试纸法结果判断见图4-5。

（1）检测线和控制线同时呈现红色（即显两条红线）为阳性。

（2）只有控制线呈现红色（即仅显一条红线）为阴性。

（3）检测线与控制线均不显色,说明试纸条失效。

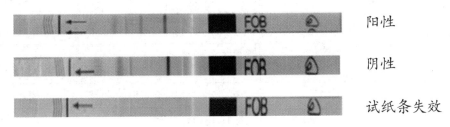

图4-5 单克隆抗体胶体金试纸法结果判断

5. 报告方式 粪便隐血:阴性或阳性;试纸条失效。

【注意事项】

1. 采用邻联甲苯胺法时,因3%过氧化氢不稳定,长时间放置可使反应减弱,所以试验前应检验试剂是否有效。方法是将过氧化氢滴于未染色的血片上,如产生气泡表示过氧化氢有效。

2. 粪便标本必须及时检验,否则灵敏度降低。

3. 采用单克隆抗体胶体金试纸法时,试剂盒要恢复室温,不同试剂盒的操作方法有差异,应以所用试剂盒的要求为准。

【填写检验报告单】

××医院检验报告单

住院号_____ 门诊号_____

病室床号_____ 科别_____

患者姓名_____

性别_____ 年龄_____

临床诊断_____

检查目的_____

标本_____

送检日期_____

送检医师_____

检验者_____ 复核者_____ 报告日期_____

实训日期_____ 成绩_____ 批阅教师_____

【考核要求及评分标准】

序号	项目	考核内容	分值	扣分标准	扣分	得分
1	准备工作	穿白大衣 着装整齐 器材准备 试剂准备 标本准备	10	未穿白大衣	2	
				着装不整洁,酌情扣分	2	
				无准备器材或器材准备不全	2	
				无准备试剂或试剂准备不全	2	
				无准备标本或标本准备不正确	2	
2	肉眼观察	颜色 性状 有无异常 成分	15	颜色报告错误	5	
				性状报告错误	5	
				异常成分报告错误	5	
3	制片操作	操作步骤 动作规范	15	玻片不清洁,试剂未平衡	3	
				未标记标本号	3	
				取粪便不准确	3	
				涂片厚度不适宜	3	
				动作操作不规范	3	
4	显微镜检查	镜检方式 使用规范 结果观察	30	未用暗视野观察	3	
				未用低倍镜观察	3	
				未用高倍镜观察	3	
				未找到视野	5	
				显微镜使用不规范	5	
				显微镜镜头接触液体	3	
				未正确复位显微镜	3	
				结果观察错误	5	
5	粪便隐血检查	检查方式 反应时间 结果观察	12	液体侵入超过标准线	3	
				未到或超过观察时间	3	
				结果观察错误	6	
6	结果报告	报告结果 报告格式	10	结果报告错误	5	
				报告格式错误	5	
7	清理工作	标本处理 器材整理 试剂整理 台面清洁	8	标本未按规定处理	2	
				器材未整理	2	
				试剂未整理	2	
				台面未清洁	2	
合计			100		100	

考核日期_____ 成绩_____ 批阅教师_____

（朱　伟）

项目三　精　液　检　验

任务一　精液一般性状检验

　　患者,男,23岁,已婚。结婚2年,因一直打算生育孩子但未能如愿就诊。医生告知需要按照医院标本采集要求自行留取精液进行检查。观察发现标本量少,稀薄,微黄,遂放入水浴箱温浴。液化后进行精液分析检查,发现多数视野无精子,个别视野偶见数十条精子。医生询问患者后得知,患者之前在厕所留取精液标本比较紧张,留取困难,最后只是滴出几滴类似尿液样物质。

　　问题:

　　1. 该患者留取的精液标本是否合格?

　　2. 医生该如何要求患者正确留取精液?

　　3. 精液检验有何意义?

【实训准备】

　　1. 器材　37℃温箱、刻度试管、吸管、5ml Pasteur 滴管、玻璃棒和计时器等。

　　2. 试剂　精密 pH 试纸(pH5.9~6.0)或 pH 计。

　　3. 标本　新鲜的精液。

【实训步骤】

　　1. 肉眼观察　取刚排出的新鲜精液,肉眼观察其颜色与透明度,并记录日期和时间。正常精液呈灰白色或乳白色,不透明。棕色或红色提示出血。黄色提示可能服用某种药物或炎症感染。精子浓度低时精液略显透明。

　　2. 判断黏稠度

　　(1)滴管法:在精液全部液化后,用 Pasteur 滴管吸入精液,让精液依靠重力滴落,并观察拉丝长度。正常精液呈水样,形成不连续小滴。黏稠度异常时,形成丝状或线状液滴(长度大于2cm)。

　　(2)玻璃棒法:用玻璃棒轻轻挑起液化的精液,观察有无拉丝及拉丝长度,以判断其黏稠度。

　　3. 记录液化时间　将刚排出的全部精液置于干净的容器内,立即放在37℃温箱,一般每隔5~10分钟观察精液的流动性,直到精液由胶冻状变为流动状液体时,停止计时,此过程前后所需的时间即为液化时间。正常精液液化时间一般为 30 分钟。

4. 测定酸碱度　精液液化后，从温箱立刻取出，并滴加一滴于精密 pH 试纸上，30 秒后观察浸湿区域的颜色与标准带进行比较，并记录精液的 pH，或用 pH 计测定液化精液的 pH。正常人精液 pH 为 7.2~8.0。

5. 测定精液量　将液化后的精液用刻度试管测量全部精液体积，以毫升数报告。正常人一次射精全部精液量 2~5ml。

精液一般性状检验操作流程见图 4-6。

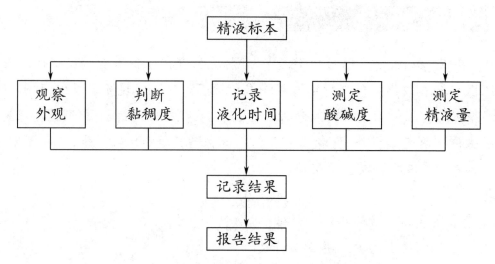

图 4-6　精液一般性状检验操作流程

【注意事项】

1. 标本采集　检查前应指导待检者正确采集标本，并提醒禁欲 3~7 天。

2. 保温处理　采集的标本是一次射出的所有新鲜精液，并置于干净容器内。观察液化时间时应注意保温（接近正常体温为宜）。

3. 检测要求　标本应立刻送检，放置时间不宜过长，否则会导致精液 pH 下降，一般在射精后 1 小时内完成精液 pH 测定。

 知识链接

精液检验的价值

精液检验是对男性生育能力评价的重要依据，可以评价男性生育功能，为不育症的诊断和疗效观察提供依据。在临床中，显微镜检验以及电脑辅助分析（CASA）的方法是对男性精子检测的标准化手段，可以辅助男性生殖系统疾病的诊断、输精管结扎术后的疗效观察，以及为法医学鉴定等提供依据。

【填写检验报告单】

××医院检验报告单

住院号_____ 门诊号_____

病室床号_____ 科别_____

患者姓名_____

性别_____ 年龄_____

临床诊断_____

检查目的_____

标本_____

送检日期_____

送检医师_____

检验者_____ 复核者_____ 报告日期_____

实训日期_____ 成绩_____ 批阅教师_____

【考核要求及评分标准】

序号	项目	考核内容	分值	扣分标准	扣分	得分
1	准备工作	穿白大衣 着装整齐 器材准备 试剂准备 标本准备	10	未穿白大衣	2	
				着装不整洁,酌情扣分	2	
				未准备器材或器材准备不全	2	
				未准备试剂或试剂准备不全	2	
				未准备标本或标本不符合要求	2	
2	标本处理	核对信息 检查标本	20	未标注姓名和标本号	2	
				未标明采集日期及时间	2	
				标本标记错误	5	
				标本未注意保温	8	
				标本放置时间过长	3	
3	操作过程	观察标本 计时 黏稠度 液化时间 酸碱度 精液量	40	未观察记录标本颜色及透明度	5	
				未计时	6	
				未检测黏稠度	5	
				未能准确测量液化时间	8	
				未在1小时内完成测量pH	6	
				未能准确测量全部精液量	5	
				操作整体不规范	5	

序号	项目	考核内容	分值	扣分标准	扣分	得分
4	报告结果	判断结果 填写结果	20	判断结果不正确	10	
				检测结果填写不准确	10	
5	清理工作	标本处理 试剂保存 器材整理 台面清洁 生物安全	10	标本未能按规定处理	2	
				试剂未能按规定保存	2	
				器材未能按规定整理	2	
				未清洁台面或清理不干净	2	
				未洗手及生物安全意识差	2	
合计			100		100	

考核日期_____ 成绩_____ 批阅教师_____

（朱　伟）

任务二　精液显微镜检验

 案例导入

　　患者,男,40 岁,已婚,已育有 2 个女孩。近 1 年来打算再次要孩子,但一直未能如愿,到医院门诊就诊。精液检查显示 pH 为 3.3,液化时间 50 分钟,精液稀薄、量少,略呈黄色。医生建议禁欲 1 周后再次复查。患者禁欲 7 天后至医院复查精液常规,结果显示 pH 为 3.5,外观灰白色,精液量 1.8ml,液化时间 48 分钟,精子总数为 $21 \times 10^6/$ 次,精液浓度为 $8.0 \times 10^9/L$。计数精子总数 200 个,精子存活率 67%,精子畸形率 70%,头畸形 54%,颈或中段畸形 12%,尾部畸形 4%,PR 级精子 53%,NP 级精子 14%,IM 级精子 33%。

　　问题:

　　1. 该患者精液检查结果是否正常?

　　2. 精液显微镜检查有何价值?

【实训准备】

　　1. 器材　显微镜、载玻片、盖玻片、香柏油、擦镜纸、改良牛鲍计数板、绸布、乳胶吸头、干脱脂棉、小试管、刻度吸管、微量吸管和吸耳球等。

　　2. 试剂

　　(1)5g/L 伊红 Y 染色液:伊红 Y 5g 加生理盐水至 1 000ml。

　　(2)瑞 - 吉复合染色液或改良巴氏染色液、95% 酒精、乙醚。

（3）精子稀释液：碳酸氢钠 5g，40% 甲醛 1ml，加蒸馏水至 100ml，待完全溶解过滤后使用。

3. 标本　新鲜液化的精液。

【实训步骤】

1. 精子活动率检查　取液化精液 1 滴于载玻片上，加盖玻片静置片刻，在高倍镜下观察 100 个精子，计数有尾部活动的精子数，计算其百分率，即精子活动率。

2. 精子存活率检查　若不活动精子大于 50%，可进行体外活体染色，以鉴别精子是否存活。

（1）干片法：取新鲜液化的精液和 5g/L 伊红 Y 染色液各 1 滴于载玻片上，混匀，1 分钟后推成薄片，自然干燥后在高倍镜下观察 200 个精子，以不着色精子（活精子）的百分率报告精子的存活率。

（2）湿片法：在载玻片上滴加新鲜液化的精液和 5g/L 伊红 Y 染色液各 1 滴，混匀后加盖玻片，静置 30 秒后，在高倍镜下观察 200 个精子中不着色精子（活精子）和着色精子（死精子）的比例。

3. 精子活动力检查　取新鲜的液化精液 1 滴（大约 10μl）于载玻片上，加盖玻片静置 2~5 分钟后，用高倍镜连续观察至少 5 个视野，对 200 个精子进行分级。WHO 之前建议将精子活动力分为 a、b、c、d 4 个级别：a 级为快速向前运动；b 级为慢速或呆滞地向前运动；c 级为非向前运动；d 级为没有运动。首先计数 a 级和 b 级精子，随后在同一视野内计数 c 级和 d 级精子。正常人射精 60 分钟内，a 级精子应占精子总数的 25% 以上，或 a 和 b 级精子之和大于等于 50%。

近年来，WHO 建议将精子活动力分为前向运动（PR）、非前向运动（NP）和无运动（IM）3 个级别。PR 级为精子运动积极，表现为直线或大圈运动，速度快；NP 级为运动缺乏活跃性；IM 级为没有运动。

4. 精子形态检查

（1）瑞－吉复合染色法：取液化混匀的精液 1 滴直接涂片，自然干燥后进行瑞－吉复合染色，于油镜下观察并计数 200 个精子，报告正常或异常精子所占比例（%）。同时可观察精子凝集情况。精子凝集是活动精子以各种方式，如头对头，尾对尾或头对尾等彼此粘在一起。以分级方式报告，从 "–"（没有凝集）~ "3+"（所有可动的精子凝集到一起）。凝集的存在提示可能为免疫因素引起不育。

（2）改良巴氏染色法：取液化的精液 1 滴（5~20μl）于载玻片上，采用压拉涂片法或推片法制片，待自然干燥后用等量 95% 酒精和乙醚混合液固定 5~15 分钟后，滴加巴氏染液进行染色。油镜下计数 200 个精子，观察精子形态中有无异形精子，报告正常或异常精子所占百分率。精子头部顶体染成淡蓝色，顶体后区域染成深蓝色，中段染成淡红色，尾部染成蓝色或淡红色，细胞质小滴位于头部后面或中段周围，巴氏染色染成绿色。

（3）快速检查法：现已有预先固定染料的商品化载玻片，可直接滴 5~10μl 精液，加盖玻片,数分钟后精子即可着色,并能够清楚地显示其形态结构。

（4）结果判定

1）正常形态判定:正常人精液中精子形态正常者应≥30%（异常精子应少于20%,如超过20%为不正常）。评估精子正常形态时应采用严格标准,只有头、颈、中段和尾部都正常的精子才判定为正常。精子头的形状必须是椭圆形,巴氏染色精子头部长4.0~5.0μm,宽2.5~3.5μm,长宽之比值应在1.50~1.75,顶体的界限清晰,占头部的40%~70%。中段细,宽度<1μm,约为头部长度的1.5倍,且在轴线上紧贴头部,细胞质小滴应小于正常头部大小的一半。尾部应是直的、均一的,比中段细,非卷曲,其长约为45μm。

2）异常形态判定:所有形态学处于临界状态的精子均列为异常。异常精子形态可有三类。①头部缺陷:大头、小头、锥形头、梨形头、圆头、无定形头、有空泡头、顶体过小头、双头等。②颈段和中段缺陷:颈部弯曲、中段非对称地接在头部、粗的或不规则中段、异常细的中段等。③尾部缺陷:短尾、多尾、发卡形尾、尾部断裂、尾部弯曲、尾部宽度不规则、尾部卷曲等。

5. 精液其他成分检查 精液含有非精子细胞成分,包括卵磷脂小体、结晶体、淀粉样体、脂滴、脱落上皮细胞、前列腺细胞、生精细胞等。正常精液中可存在极少量的红细胞,而精液中白细胞主要是中性粒细胞,数量不应超过1×10^6/ml,过多则提示感染,为白细胞精子症。直接涂片镜检时,发现白细胞易与生精细胞混淆,可用过氧化物酶染色法加以鉴别,白细胞为阳性。

精液中还可观察到肿瘤细胞,可对生殖系统恶性肿瘤的诊断提供重要依据。

6. 精子计数检查

（1）稀释精液:在小试管内加入精子稀释液0.38ml,再加入混匀的液化精液20μl,充分混匀。

（2）充池:取混匀后的稀释精液1滴充入计数池内,静置3~5分钟。

（3）计数精子:以精子头部为准用高倍镜进行计数。①如果中央大方格每个中方格内精子少于10个,计数中央大方格所有25个中方格内的精子数。②如果中央大方格每个中方格内精子在10~40个,则计数中央大方格其中10个中方格内的精子数。③如果中央大方格每个中方格内精子多于40个,则计数中央大方格四角和中央5个中方格内的精子数。

（4）计算:精子数/L=5个中方格计数精子数 $\times 5 \times 10 \times 20 \times 10^6$/L

$$=5 个中方格计数精子数 \times 10^9/L$$

注释:×5:将5个中方格精子换算成1个大方格精子数;×10:将1个大方格精子数换算成1μl精液内精子数;×20:精液的稀释倍数;×10^6:由1μl换算成1L。一次排精的精子总数＝精液量（ml）×精子数/L×10^{-3}。

精子形态与计数检验操作流程见图4-7。

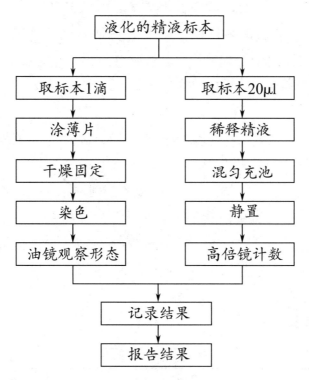

图 4-7　精子形态与计数检验操作流程

【注意事项】

1. 标本采集　禁止采用安全套法采集精液,采集前应禁欲 3~7 天,以免影响其活动力测定。精液标本计数检查时必须完全液化,吸取精液前必须彻底混匀标本。

2. 送检时间　排精后应 30 分钟内送检,时间过长,则精子活动率和活动力减低。

3. 注意保温　冬季送检和检查时应注意保温,温度过低,则精子活动率和活动力下降。

4. 影响因素　细菌污染、长期禁欲、精液中混入精囊液及精液干涸等可致精子活动力降低。

5. 制备涂片　如果精子数 $>10 \times 10^9/L$,可直接涂片检查;如果精子数 $<10 \times 10^9/L$,则应将精液以 2 000r/min 离心 15~20 分钟后,取沉淀物涂片检查。

6. 显微镜观察　观察精子形态的同时要注意有无红细胞、白细胞、上皮细胞和肿瘤细胞等。注意观察有无未成熟的生殖细胞,如发现未成熟的生殖细胞,应计数 200 个生殖细胞(包括精子),计算其未成熟的生殖细胞的百分率。

7. 异形精子　形态异常的精子若有多种形态同时存在时,应先记录头部异常精子,其次记录颈段和中段异常精子,最后记录尾部异常精子。脱落或游离的精子头作为异常形态计数,游离尾部不计数。衰老的精子体部可出现膨大、卷尾,则不宜计入异形精子。

8. 瑞－吉复合染色　用液化精液直接推片,背景不清晰,染色效果较差。制片前,应取液化精液 2 000r/min 离心 10 分钟后,沉淀物用等渗盐水洗涤 3 次,然后取沉渣涂片,自然干燥后染色则精子着色效果较佳。

9. 计数　计数时应以头部为准,应计数完整结构的精子(有头有尾),有缺陷的精子(无头或尾)不计数在内,若数量多时则应分开计数并记录。

10. 检查次数　精子数量变异较大,较准确的计数应在2~3个月内分别取3次或更多次精液标本检查。若出现一次异常结果,应隔7天后复查,反复检查2~3次方能得出比较正确的结果。

11. 离心检查　如常规检查未发现精子,应以2 000r/min的转速离心15分钟后取沉淀物检查,若仍未见精子,则报告"无精子"。

12. 计数原则　计数池方格内的压线精子计数原则同白细胞显微镜计数。

13. 生物安全　①精液内可能含有各种病原微生物,应按潜在生物危害物质处理,标本的采集、运送、检查及处理等过程要符合实验室生物安全原则,注意个人生物安全防护。②对实验后剩余标本和所用器械,应按照《临床实验室废物处理原则》(WS/T 249-2005)的方法处理。

【填写检验报告单】

×× 医院检验报告单

住院号_____　门诊号_____

病室床号_____　科别_____

患者姓名_____

性别_____　年龄_____

临床诊断_____

检查目的_____

标本_____

送检日期_____

送检医师_____

检验者_____　复核者_____　报告日期_____

实训日期_____　成绩_____　批阅教师_____

【考核要求及评分标准】

序号	项目	考核内容	分值	扣分标准	扣分	得分
1	准备工作	穿白大衣 着装整齐 器材准备 试剂准备 标本准备	5	未穿白大衣	1	
				着装不整洁,酌情扣分	1	
				未准备器材或器材准备不全	1	
				未准备试剂或试剂准备不全	1	
				未准备标本或标本不符合要求	1	

序号	项目	考核内容	分值	扣分标准	扣分	得分
2	标本处理	核对信息 检查标本	10	未标注姓名和标本号	1	
				未标明采集日期及时间	1	
				标本标记错误	1	
				标本未注意保温	5	
				标本放置时间过长	2	
3	操作过程	制片 干燥 固定 染色 加样 稀释精液 计数板 充池 静置 镜检 计数 整体印象	60	未混匀直接涂片	2	
				未自然干燥	2	
				未固定或固定时间不够	2	
				染液未与标本充分混匀	2	
				染色背景不清晰	2	
				加样不准确	5	
				未充分混匀精液	5	
				未擦拭计数板和盖玻片	5	
				充液量过少或过多或有气泡	5	
				未静置直接计数	5	
				未能正确使用油镜观察标本	10	
				未能正确使用高倍镜计数精子	10	
				操作过程整体不规范	5	
4	报告结果	观察结果 计算结果	20	观察结果不仔细,报告不准确	10	
				精子计数不准确	10	
5	清理工作	标本处理 试剂保存 器材整理 台面清洁 生物安全	5	标本未能按规定处理	1	
				试剂未能按规定处理	1	
				器材未能按规定处理	1	
				未清洁台面或清理不干净	1	
				未洗手及生物安全意识差	1	
	合计		100		100	

考核日期_____ 成绩_____ 批阅教师_____

（朱　伟）

项目四 前列腺液检验

患者,男,35岁。1周前无明显诱因发热,体温最高达38.7℃,继而出现尿频、尿急、尿痛,夜尿次数多达4~5次。入院前1天上述症状加重,伴有尿道口红肿,小便时尿道刺痛,有白色分泌物流出,会阴部潮湿,小腹胀痛不适。实验室检查:血常规RBC 3.74×10^{12}/L,WBC 12.3×10^{9}/L,HGB 127.4g/L,PLT 182×10^{9}/L,CRP 23.357mg/L;前列腺液中卵磷脂小体(4+),上皮细胞(-),WBC 10~15/HP,RBC 3~5/HP。腹部彩超提示:急性前列腺炎回声改变。门诊检查以"急性前列腺炎"入院。

问题:

该患者前列腺液常规检验的价值是什么?

【实训准备】

1. 器材 载玻片、盖玻片、pH试纸和显微镜等。
2. 试剂 乙醚酒精固定液、瑞-吉复合染液等。
3. 标本 新鲜的前列腺液。

【实训步骤】

1. 观察外观 取新鲜前列腺液1滴于载玻片上,肉眼观察其颜色和性状,并记录。

2. 测定酸碱度 用pH试纸测试前列腺液的酸碱度,并记录其pH。

3. 显微镜检查

(1)直接涂片法

1)制备涂片:取新鲜前列腺液1滴于载玻片上,加盖玻片。

2)显微镜观察:高倍镜下观察10个视野内的卵磷脂小体、前列腺颗粒细胞、白细胞、红细胞、上皮细胞、精子等有形成分。

(2)涂片染色法

1)制备涂片:制备前列腺液薄涂片,干燥。

2)固定涂片:将涂片置于乙醚酒精固定液中固定10分钟,自然干燥。

3)染色:瑞-吉复合染液染色。

4)显微镜观察:高倍镜下观察各种细胞成分及其形态,并记录。

4. 结果判断 卵磷脂小体平均占高倍镜视野1/4为(+);卵磷脂小体平均占高倍镜视野1/2为(2+);卵磷脂小体平均占高倍镜视野3/4为(3+);高倍镜下卵磷脂小体均匀分布满视野为(4+)。

前列腺液检验操作流程见图4-8。

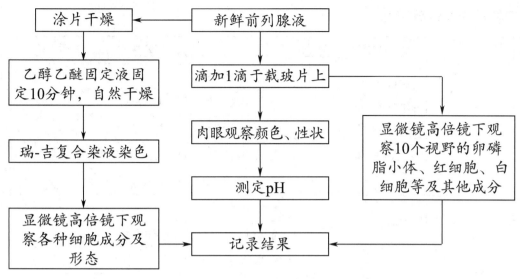

图 4-8　前列腺液检验操作流程

【注意事项】

1. 标本采集　检查采集前 3 天应禁止性生活,标本采集时应弃去流出的第 1 滴前列腺液,前列腺急性感染时,原则上禁止按摩前列腺。标本采集后应立即送检,收到标本后应立即检验,以免标本干涸。

2. 操作过程　涂片应均匀,厚薄适宜。镜检时应先用低倍镜观察全片,再用高倍镜确认。

3. 生物安全　前列腺液内可能含有各种病原微生物,应按照潜在生物危害物质处理。标本的采集、运送、检查及处理等过程要符合实验室生物安全原则,注意个人生物安全防护。实验后剩余标本和所用器械,应按照《临床实验室废物处理原则》(WS/T 249–2005)规范处理。

【填写检验报告单】

××医院检验报告单

住院号_____　门诊号_____

病室床号_____　科别_____

患者姓名_____

性别_____　年龄_____

临床诊断_____

检查目的_____

标本_____

送检日期_____

送检医师_____

检验者_____　复核者_____　报告日期_____

实训日期_____　成绩_____　批阅教师_____

【考核要求及评分标准】

序号	项目	考核内容	分值	扣分标准	扣分	得分
1	准备工作	穿白大衣 着装整齐 器材准备 试剂准备 标本准备	10	未穿白大衣	2	
				着装不整洁,酌情扣分	2	
				未准备器材或器材准备不全	2	
				未准备试剂或试剂准备不全	2	
				未准备标本或标本不符合要求	2	
2	标本处理	核对信息 检查标本	15	未标注标本号	5	
				标本信息不完整或错误	5	
				标本未立即送检已干涸	5	
3	操作过程	观察 涂片 染色 镜检	45	未观察标本	5	
				标本颜色和性状描述不准确	10	
				未检测酸碱度	5	
				涂片不均匀,太厚或太薄	10	
				染色步骤错误,不规范	10	
				显微镜操作不规范	5	
4	报告结果	判断结果 填写结果	20	判断结果错误	10	
				检测结果填写错误	10	
5	清理工作	标本处理 试剂保存 器材整理 台面清洁 生物安全	10	标本未能按规定处理	2	
				试剂未能按规定保存	2	
				器材未能按规定整理	2	
				未清洁台面或清理不干净	2	
				未洗手及生物安全意识差	2	
	合计		100		100	

考核日期_____ 成绩_____ 批阅教师_____

（朱 伟）

项目五　阴道分泌物检验

 案例导入

　　患者,女,27岁,因"3天前无明显诱因出现白带增多,外阴瘙痒难忍,白带呈豆腐渣样,在家用清水清洗,效果不佳"入院。体格检查:T 36.4℃,P 80 次 /min,R 20 次 /min,

BP 110/80mmHg,意识清楚,精神欠佳,体检配合。妇科检查:外阴发育正常,已婚经产式,外阴处有抓痕;阴道壁光滑,内有大量豆渣样白带;宫颈光滑,未见异常;双附件无异常。根据病史和查体,医生建议进行阴道分泌物检验。

问题:

该患者阴道分泌物检验的价值是什么?

【实训准备】

1. 器材　显微镜、塑料试管、载玻片、盖玻片、滴管和消毒棉签等。

2. 试剂　生理盐水、2.5mol/L KOH 溶液。

3. 标本　新鲜阴道分泌物。

【实训步骤】

1. 一般性状检查　肉眼观察阴道分泌物颜色和性状,并记录。

2. 显微镜检查

(1)制备涂片:于载玻片上滴加 1 滴生理盐水,用棉签蘸取阴道分泌物与之混合,制成涂片,加盖玻片。

(2)判断阴道清洁度:先用低倍镜观察全片,再用高倍镜观察,根据阴道杆菌、杂菌、白细胞(或脓细胞)、上皮细胞的多少,判断阴道清洁度并记录结果。

(3)阴道毛滴虫检查:高倍镜下观察有无阴道毛滴虫并记录结果。

(4)真菌检查:先用低倍镜观察有无菌丝,如发现有菌丝样物质或者孢子,再用高倍镜确认是否为真菌并记录结果。

(5)线索细胞检查:高倍镜下观察有无线索细胞并记录结果。

(6)胺试验:于阴道分泌物上滴加 2.5mol/L KOH 溶液 1 滴,若有鱼腥样气味为阳性,若无鱼腥样气味为阴性。

3. 废物处理　阴道分泌物标本、使用过的棉签和一次性试管等须丢入医疗废物桶,集中销毁。载玻片、盖玻片等浸泡于清洗液中,统一清洗。

阴道分泌物检验操作流程见图 4-9。

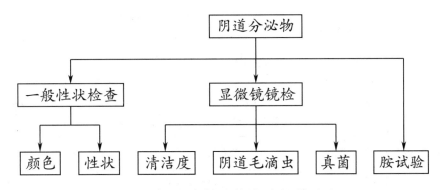

图 4-9　阴道分泌物检验操作流程

【注意事项】

1. 标本　采集标本前 24 小时内应禁止性交、阴道灌洗、局部用药及盆浴等,应避开月经期以免影响检测结果。采集标本后应立即送检,检验人员收到标本后应及时检验,进行清洁度检查时标本必须新鲜,冬季检查阴道毛滴虫时需保温送检。应根据不同检验目的于不同部位取材。

2. 试剂器材　所用试管、载玻片必须洁净,所有试剂需在有效期内且无污染,消毒棉签必须干燥、清洁,且使用前要检查包装是否密封完好。

3. 操作　涂片应均匀,厚薄适宜。镜检时先用低倍镜观察全片,再用高倍镜确认形态。

【填写检验报告单】

×× 医院检验报告单

住院号_____　门诊号_____

病室床号_____　科别_____

患者姓名_____

性别_____　年龄_____

临床诊断_____

检查目的_____

标本_____

送检日期_____

送检医师_____

　　　　　检验者_____　复核者_____　报告日期_____

　　　　　实训日期_____　成绩_____　批阅教师_____

【考核要求及评分标准】

序号	项目	考核内容	分值	扣分标准	扣分	得分
1	准备工作	穿白大衣 着装整齐 器材准备 试剂准备 标本准备	5	未穿白大衣	1	
				着装不整洁,酌情扣分	1	
				未准备器材或器材准备不全	1	
				未准备试剂或试剂准备不全	1	
				未准备标本或标本准备错误	1	
2	一般性状检查	颜色 性状	10	颜色报告错误	5	
				性状报告错误	5	

序号	项目	考核内容	分值	扣分标准	扣分	得分
3	显微镜检查	涂片镜检	35	制备方法不正确	10	
				涂片不合要求,太厚或太薄	10	
				显微镜使用操作不规范	10	
				未低倍镜浏览全片	5	
4	报告结果	镜检结果报告	40	清洁度判断错误	10	
				细胞等其他成分辨别错误或漏报	20	
				项目、格式书写错误	10	
5	清理工作	标本处理 试剂保存 器材整理 台面清洁 生物安全	10	标本未按要求处理	2	
				器材、试剂未还原	2	
				废物处理不当	2	
				台面未清洁	2	
				未洗手及生物安全意识差	2	
合计			100		100	

考核日期_____ 成绩_____ 批阅教师_____

（王玲玲）

项目六　尿人绒毛膜促性腺激素定性检查

案例导入

患者,女,26岁。停经45天,最近1周出现恶心、困倦、嗜睡等不适感就诊。有性生活,无避孕,既往病史无特殊,无孕育史,无药物过敏史,无传染病史,无头晕眼花,无呕吐,无腹部疼痛等不适感。查体:生命体征正常,心肺无异常,腹部触诊无异常,四肢正常,神经反射正常。因有生育要求,暂未做阴道内检。医生建议检查尿HCG。

问题:

该患者尿HCG检查的价值是什么?

【实训准备】

1. 器材　一次性干净尿杯、吸管等。

2. 试剂　尿人绒毛膜促性腺激素（HCG）检测试剂盒（免疫胶体金法）。

3. 标本　新鲜的晨尿。

【实训步骤】

1. 立式竖插法

（1）标本检测：取出试纸条，将试带条的箭头端插入待检尿液，插入液面深度不可超过标志线（MAX线），5秒后取出平放。

（2）判断结果：5分钟内观察结果。

1）阳性：检测线和控制线均出现紫红色。

2）阴性：只在控制线处出现紫红色。

3）无效：检测线和控制线均不显色；检测线出现紫红色，控制线不显色。

（3）废物处理：使用后的一次性尿杯、试剂条等须丢入医疗废物桶，集中销毁。

尿HCG定性立式竖叉法操作及结果判断见图4-10。

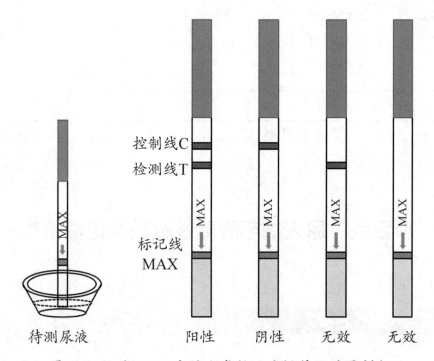

图4-10　尿HCG定性立式竖叉法操作及结果判断

2. 平板法

（1）标本检测：取出检测板，平放，用一次性塑料吸管吸取尿液滴5滴至检测板的加样孔中。

（2）判断结果：5分钟内观察结果。

1）阳性：检测线和控制线均出现紫红色。

2）阴性：只在控制线处出现紫红色。

3）无效：检测线出现紫红色，控制线不显色；检测线和控制线均不显色。

（3）废物处理：同立式竖插法。

1）尿HCG定性平板法操作及结果判断见图4-11。

2）尿HCG定性检查操作流程见图4-12。

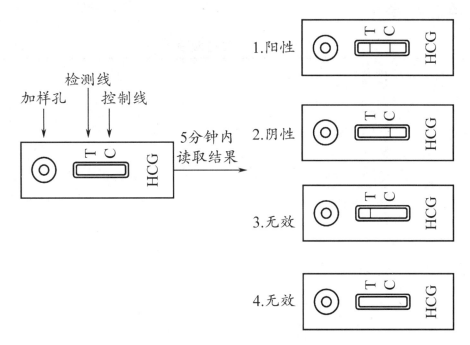

图4-11　尿HCG定性平板法操作及结果判断

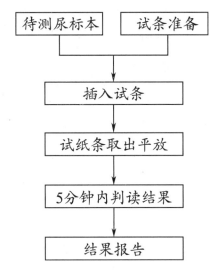

图4-12　尿HCG定性检查操作流程

【注意事项】

1. 试带条应于室温、避光、避热、干燥环境贮存，并在有效期内使用。若低温保存，使用前应恢复至室温后方可开袋使用。不同厂家生产的试剂盒，使用方法上可能会有差异，在操作和结果判读过程中，以说明书为准。

2. 试带条插入尿液中不能超过标志线，并按规定时间取出。

3. 按规定时间观察结果,无红色检测线出现,或仅在检测线处出现一条红色检测线,可能试条失效,试验无效。

4. 每次试验应做阴性和阳性对照。

【填写检验报告单】

×× 医院检验报告单

住院号_____ 门诊号_____

病室床号_____ 科别_____

患者姓名_____

性别_____ 年龄_____

临床诊断_____

检查目的_____

标本_____

送检日期_____

送检医师_____

检验者_____ 复核者_____ 报告日期_____

实训日期_____ 成绩_____ 批阅教师_____

【考核要求及评分标准】

序号	项目	考核内容	分值	扣分标准	扣分	得分
1	准备工作	穿白大衣 着装整齐 器材准备 试剂准备 标本准备	15	未穿白大衣	2	
				着装不整洁,酌情扣分	2	
				无准备器材或器材准备不全	3	
				无准备试剂或试剂准备不全	3	
				无准备标本或标本不符合要求	3	
				试验台面凌乱	2	
2	标本检测	试带条使用 插入时间 取出放平	40	未将试带条的箭头端插入标本	8	
				插入试带条深度超过标志线	8	
				试带条插入标本时间不准	8	
				试带条手抓不规范	8	
				试带条取出未放平	8	
3	报告结果	结果读取 结果报告	30	未按规定时间观察结果	10	
				检测结果报告不规范	10	
				检测结果报告错误	10	

序号	项目	考核内容	分值	扣分标准	扣分	得分
4	清理工作	标本处理 试剂处理 器材处理 台面清洁 生物安全	15	标本未按要求处理	3	
				器材、试剂未还原	3	
				废物处理不当	3	
				台面未清洁或清理不干净	3	
				未洗手及生物安全意识差	3	
合计			100		100	

考核日期_____ 成绩_____ 批阅教师_____

（王玲玲）

项目七 脑脊液常规检验

 案例导入

患儿,女,5月龄。12天前无明显原因发热达39.2℃,伴轻咳,呕吐数次,呕吐物为胃内容物,非喷射性,无惊厥。血常规:WBC 13.5×10^9/L,NEU 78%,住院按"上呼吸道感染"治疗好转后出院。2天前又发热达39℃,伴哭闹,易激惹,呕吐2次,以"发热呕吐待查"收入院。病后患儿精神尚可,近2天来精神萎靡,大小便正常,吃奶稍差。既往体健,第1胎第1产,足月自然分娩,出生后母乳喂养。查体:T 38.8℃,P 140次/min,R 45次/min,BP 81/66mmHg,体重12kg,身长64cm,意识清楚,精神差,易激惹,前囟张力稍高,眼神欠灵活,巩膜无黄染,双瞳孔等大等圆,对光反射存在,颈项稍有抵抗,心率140次/min,律齐,肺及腹部无异常,凯尔尼格征(+),巴宾斯基征(-)。根据病史查体,建议进行血常规、粪便常规、脑脊液常规检验。

问题:

该患者脑脊液常规检验的价值是什么?

【实训准备】

1. 器材 试管、刻度吸管、吸耳球、胶头滴管、显微镜、改良牛鲍计数板、微量吸管、乳胶吸头、载玻片、推片、离心机以及试管架等。

2. 试剂 饱和苯酚溶液、冰乙酸、白细胞稀释液、生理盐水或红细胞稀释液、瑞特或瑞-吉复合染液等。

3. 标本 新鲜脑脊液标本。

【实训步骤】

1. 一般性状检查　自然光下肉眼观察脑脊液颜色；黑色背景下观察脑脊液透明度；轻轻倾斜试管，观察有无凝块或薄膜，并记录。

2. 蛋白定性试验　也称潘氏（Pandy）试验。取饱和苯酚溶液 2~3ml，置于试管内，滴入脑脊液 1~2 滴，立即在黑色背景下观察结果。

蛋白定性试验结果判断见表 4-2。

表 4-2　蛋白定性试验结果判断

结果	判断依据
阴性（-）	清晰透明，不显雾状
弱阳（±）	微白云雾状
阳性（1+）	灰白色云雾状
阳性（2+）	白色浑浊
阳性（3+）	白色絮状沉淀
阳性（4+）	白色凝块

3. 脑脊液显微镜检查

（1）细胞总数计数

1）直接计数：细胞较少的清晰或微浑浊标本直接计数。①充池，将标本混匀，直接充入改良牛鲍计数板的上、下 2 个计数池内，静置 2~3 分钟。②计数，低倍镜下计数 2 个计数池四角及中央共 10 个大方格内的细胞数。③计算及结果报告，细胞总数 /L=10 个大方格内的细胞总数 $\times 10^6$/L。

2）稀释计数：对细胞数较多的浑浊标本，用生理盐水或红细胞稀释液对其进行一定倍数的稀释后进行充池，计数方法同直接计数，最后换算成每升脑脊液的细胞总数，报告结果。

（2）白细胞计数：对于微浑浊、非血性标本，用冰乙酸润湿试管内壁后甩去，加入脑脊液混匀，静置待红细胞破坏后，按照细胞总数直接计数步骤计数。对于浑浊或血性的脑脊液标本可采用稀释计数法，用白细胞稀释液对标本进行一定倍数的稀释，破坏红细胞后，按照细胞总数稀释计数步骤进行计数。

（3）白细胞分类计数

1）直接分类计数：直接高倍镜下分别计数多个核细胞（粒细胞）和单个核细胞（淋巴细胞、单核细胞、内皮细胞），至少计数 100 个有核细胞。结果报告：脑脊液细胞分类，多个核细胞 ××%，单个核细胞 ××%。

2）染色分类计数：直接计数不易区分细胞时，可染色分类计数。将脑脊液以 1 000r/min 离心 5 分钟，取沉淀物制成均匀薄片，置室温或 37℃温箱待干，行瑞特染色或瑞－吉复合染色,油镜下至少分类计数 100 个有核细胞。结果报告与外周血白细胞分类计数相同。

4. 废物处理 临床脑脊液标本具有潜在传染性,标本测定完成后,将上清液及沉渣试管于 2 000mg/L 有效氯消毒液浸泡 4 小时以上,倒入医疗废物下水槽,统一消毒处理;可重复使用的污染器具,应立即在含有效氯为 1 000mg/L 的含氯消毒剂中浸泡 4 小时以上或高压蒸汽灭菌 121℃ 30 分钟,再清洗干净,烘干备用。血细胞计数板可用 75% 酒精浸泡消毒 60 分钟后,再清洗干净,备用。

脑脊液常规检验操作流程见图 4-13。

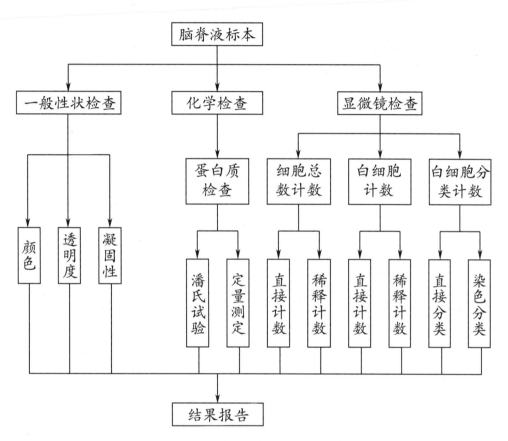

图 4-13 脑脊液常规检验操作流程

【注意事项】

1. 脑脊液标本采集后应立即送检,及时检查,一般不超过 1 小时。

2. 蛋白定性试验遇标本浑浊或穿刺时混入血液成分时,可引起假阳性,须离心沉淀,取上清液进行检查,同时报告结果时应注明穿刺出血。

3. 细胞计数时,应注意白细胞、红细胞与新型隐球菌的区别。如遇血性标本,需除去因出血而引起的白细胞数偏高,可用以下校正公式:

$$校正后脑脊液 WBC = 校正前脑脊液 WBC - \frac{脑脊液 RBC 数}{外周血 RBC 数} \times 外周血 WBC 数$$

4. 白细胞分类计数时,若标本陈旧、细胞变形时,白细胞直接分类误差较大,应改用涂片染色分类法计数。若细胞总数少于100个,则直接写出单个核细胞和多个核细胞相应的具体数字;染色分类时,如见室管膜细胞,应计入分类百分比中;若见到肿瘤细胞,则应在报告中加以描述。

【填写检验报告单】

×× 医院检验报告单

住院号_____ 门诊号_____

病室床号_____ 科别_____

患者姓名_____

性别_____ 年龄_____

临床诊断_____

检查目的_____

标本_____

送检日期_____

送检医师_____

检验者_____ 复核者_____ 报告日期_____

实训日期_____ 成绩_____ 批阅教师_____

【考核要求及评分标准】

序号	项目	考核内容	分值	扣分标准	扣分	得分
1	准备工作	穿白大衣着装整齐器材准备试剂准备标本准备	5	未穿白大衣	1	
				着装不整洁,酌情扣分	1	
				无准备器材或器材准备不全	1	
				无准备试剂或试剂准备不全	1	
				无准备标本或标本准备不正确	1	
2	一般性状检查	观察颜色观察透明度观察凝固性	15	颜色报告错误	5	
				透明度报告错误	5	
				凝固性未报告或报告错误	5	
3	蛋白定性试验	规范操作结果判读结果报告	20	操作不规范或程序错误	10	
				结果观察错误	10	

序号	项目	考核内容	分值	扣分标准	扣分	得分
4	细胞计数	加试剂 稀释 充池 计数 计算 结果报告	30	试剂选择不当	3	
				加量不准确,稀释倍数不准	5	
				未充分混匀	3	
				充池不合格(两次充入、气泡、外溢、细胞分布不均、盖玻片移动)	4	
				未静置直接计数	2	
				显微镜使用不规范(未调暗光圈、未降聚光器、压破盖玻片)	3	
				计数区域错误	5	
				计算公式错误	5	
5	细胞分类计数	分类方法 分类计数 结果报告	20	未用高倍镜计数	5	
				分类计数方法错误	5	
				分类结果错误	5	
				结果报告错误	5	
6	清理工作	标本处理 试剂保存 器材整理 台面清洁 生物安全	10	标本未按要求处理	2	
				器材、试剂未还原	2	
				废物处理不当	2	
				台面未清洁或清理不干净	2	
				未洗手及生物安全意识差	2	
合计			100		100	

考核日期_____ 成绩_____ 批阅教师_____

(王玲玲)

项目八　浆膜腔积液常规检验

 案例导入

患者,男,51岁。因"咳嗽、咳痰近1个月,近期症状加重伴胸闷气短"就诊。胸闷气促,活动后加重,咳嗽咳痰,咳少量黄色黏痰,无胸痛,无发热恶寒,无头痛头晕,无心慌心悸,食欲不佳,大小便正常。查体:体温、脉搏、血压均正常。气管居中,桶状胸,双下肺叩诊呈浊音,右侧呼吸音减弱,左肺可闻及散在湿性啰音;心前区无隆起,心尖冲动未见异常,心率110次/min。既往有糖尿病病史,自服控糖药控制血糖,目前血糖控制尚可。无肝炎、结核等传染病病史,无冠心病病史。建议进行胸腔积液常规检验。

问题:

1. 胸腔积液常规检验包括哪些项目?
2. 该患者胸腔积液常规检验的价值是什么?

【实训准备】

1. 器材 试管、试管架、100ml量筒、滴管、比重计、比重筒、一次性滴管、刻度吸管、吸耳球、微量吸管、乳胶吸头、干脱脂棉、改良牛鲍计数板、盖玻片、绸布、载玻片、推片、显微镜以及离心机等。

2. 试剂 生理盐水或红细胞稀释液、白细胞稀释液、冰乙酸、蒸馏水、瑞-吉复合染液。

3. 标本 新鲜浆膜腔积液。

【实训步骤】

1. 一般性状检查

(1)外观:自然光下肉眼观察积液的颜色、透明度和凝固性,并记录。

(2)比重:斜持比重筒,将混匀的积液沿管壁缓缓倒入,高度以能将比重计浮标浮起为宜,将浮标轻轻放入并加以捻转,使其竖直自由悬浮于积液中,读取与积液凹面相重合的比重刻度,记录结果。

2. 黏蛋白定性试验 又称Rivalta试验。在量筒中加蒸馏水至100ml,滴加2~3滴冰乙酸,充分混匀。用滴管吸取积液,靠近量筒液面垂直逐滴滴入1~3滴。立即在黑色背景下,肉眼观察有无白色云雾状沉淀生成及其下降程度。

黏蛋白定性结果判断见表4-3。

表4-3 黏蛋白定性结果判断

结果	判断依据
阴性(-)	清晰不显雾状
弱阳(±)	渐呈白雾状
阳性(1+)	呈白色雾状
阳性(2+)	呈白色薄云状
阳性(3+)	白色浓云状

3. 显微镜检查

（1）有核细胞计数

1）清晰透明或微浑浊的标本采用直接计数法：①破坏红细胞,在试管内滴加冰乙酸 1~2 滴,转动试管,使试管内壁沾湿冰乙酸后尽量甩干,滴加混匀的积液 3~4 滴,混匀,静置 2~3 分钟,破坏红细胞。②充池,混匀处理后的积液,用微量吸管吸取适量充入改良牛鲍计数板的上下 2 个计数池,静置 2~3 分钟。③计数,低倍镜下计数 2 个计数池内四角和中央共 10 个大方格内的有核细胞数。④计算,有核细胞数 /L=10 个大方格内的有核细胞数 $\times 10^6$。⑤结果报告,有核细胞数: XX $\times 10^6$/L。

2）浑浊的积液标本:用白细胞稀释液对标本进行一定倍数的稀释后完成充池,计数、计算、报告结果。

（2）有核细胞分类计数

1）直接分类法:直接在高倍镜下根据细胞形态和细胞核的形态分别计数多个核细胞(粒细胞)和单个核细胞(淋巴细胞、单核细胞和间皮细胞),至少应计数 100 个有核细胞。结果报告,浆膜腔积液细胞分类:多个核细胞 ××%;单个核细胞 ××%。

2）染色分类法:①离心,将积液以 1 000r/min 离心 5 分钟。②制备涂片,取沉淀物制成均匀薄片,室温下或置 37℃ 温箱内干燥。③染色,经瑞特染色或瑞 - 吉复合染色。④分类计数,油镜下分类计数至少 100 个有核细胞。⑤结果报告,一般可见到淋巴细胞、中性粒细胞、嗜酸性粒细胞和间皮细胞,报告方式与外周血细胞分类计数报告方式相同。

4. 废物处理　同脑脊液常规检验。

浆膜腔积液常规检验操作流程见图 4-14。

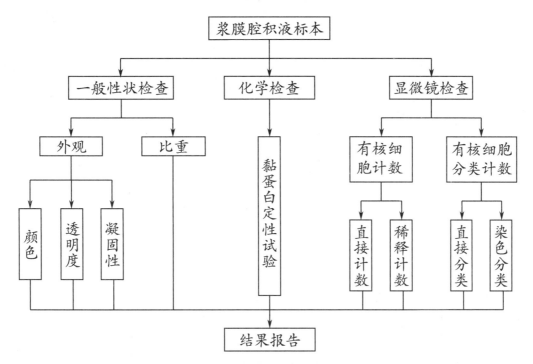

图 4-14　浆膜腔积液常规检验操作流程

【注意事项】

1. 积液标本采集后应立即送检，1小时内完成检验，以防细胞变形、自溶及标本凝固。

2. 做黏蛋白定性试验时，量筒中加入的冰乙酸须与蒸馏水充分混匀，血性标本应离心后取上清液做试验，以免引起干扰。

3. 有核细胞计数标本在充池前要充分混匀，注意有核细胞计数应包括粒细胞、淋巴细胞、单核细胞和间皮细胞。分类过程中，如发现间皮细胞和不能分类的异常细胞应另外描述。

 知识链接

重要的体液图文报告

体液细胞形态学图文报告作为一种综合报告模式，可以全面反映标本信息，能够给临床提供更为准确、直观、形象、生动的检验报告。体液图文报告包含的内容："图"选取病例中典型细胞或有形成分；"文"要求文字简练，使用专业术语，有理有据，抓住重点。一份高质量的图文报告不仅可以给临床反馈检验数据，更重要的是提供形态描述、合理化建议及诊断。其中图文报告中"实验室提示和建议"是不可缺少的，该部分体现了检验人员的综合素质，既要对细胞形态学有充分认识，又要熟悉临床知识，还要了解其他辅助检查，结合细胞数量、种类，以及形态学变化，向临床提供合理性提示、建议及必要的诊断性意见，让检验医学更好地走向临床，更好地辅助临床工作。

【填写检验报告单】

××医院检验报告单

住院号_____ 门诊号_____

病室床号_____ 科别_____

患者姓名_____

性别_____ 年龄_____

临床诊断_____

检查目的_____

标本_____

送检日期_____

送检医师_____

检验者_____ 复核者_____ 报告日期_____

实训日期_____ 成绩_____ 批阅教师_____

【考核要求及评分标准】

序号	项目	考核内容	分值	扣分标准	扣分	得分
1	准备工作	穿白大衣 着装整齐 器材准备 试剂准备 标本准备	5	未穿白大衣	1	
				着装不整洁,酌情扣分	1	
				无准备器材或器材准备不全	1	
				无准备试剂或试剂准备不全	1	
				未准备标本或标本准备不正确	1	
2	一般性状检查	观察颜色 观察透明度 观察凝固性 比重测定	20	颜色报告错误	4	
				透明度报告错误	4	
				凝固性未报告或报告错误	4	
				比重测定操作错误	4	
				比重测定读取结果错误	4	
3	黏蛋白定性试验	操作 结果判读 结果报告	20	操作不当	10	
				结果观察错误	10	
4	有核细胞计数	稀释 充池 计数 计算 结果报告	25	加量不准确,稀释倍数不准	4	
				未充分混匀	3	
				充池不合格(两次充入、气泡、外溢、细胞分布不均、盖玻片移动)	3	
				未静置,直接计数	3	
				显微镜使用不规范(未调暗光圈、未降聚光器、压破盖玻片)	4	
				计数区域错误	4	
				计算公式错误	4	
5	有核细胞分类计数	分类方法 分类计数 结果报告	20	未用高倍镜计数	5	
				分类计数方法错误	5	
				分类结果错误	5	
				结果报告不正确	5	
6	清理工作	标本处理 试剂保存 器材整理 台面清洁 生物安全	10	标本未按要求处理	2	
				器材、试剂未还原	2	
				废物处理不当	2	
				台面未清洁或清理不干净	2	
				未洗手及生物安全意识差	2	
合计			100		100	

考核日期_____ 成绩_____ 批阅教师_____

　　本章节内容主要包括尿液、粪便、精液、前列腺液、阴道分泌物、尿HCG、脑脊液、浆膜腔积液的常规检验。尿液检验包括手工法和仪器法,手工法项目含理学检查、化学检查、显微镜检查;尿液分析仪包括干化学分析仪、尿液有形成分分析仪。仪器法具有操作简单、快速、准确度高等优点,临床应用广泛,但还不能完全替代显微镜检查,应加强质量控制,排除各种影响因素,确保结果准确无误。粪便检验包括一般性状检查、显微镜检查和隐血试验,显微镜检查方法已逐步过渡到自动分析,主要用于对消化道系统疾病的诊断与鉴别诊断,对消化道肿瘤的早期初筛和消化系统初筛有重要意义。精液、前列腺液、阴道分泌物等分泌物检查均包括一般性状检查、显微镜检查。脑脊液、浆膜腔积液常规检验包括一般性状检查、化学检查和显微镜检查,两者的蛋白定性试验容易混淆,学习时要注意区分。浆膜腔积液检查的重要目的是鉴定积液性质,是漏出液还是渗出液,是良性还是恶性,是结核性还是非结核性,这对临床查找病因和对症治疗具有重要意义。

（王玲玲）

思考题

1. 如何客观地评价尿液干化学分析仪检测的结果?
2. 描述粪便常规检验的注意事项。
3. 正常精液的一般性状检验有哪些?
4. 前列腺液的采集与检查注意事项有哪些?
5. 阴道清洁度的判断标准及临床意义是什么?
6. 简述全自动尿液有形成分分析仪的分析原理和检测项目有哪些。
7. 简述粪便异常着色及其可能的原因。
8. 精液检验的注意事项有哪些?
9. 前列腺炎时前列腺液的变化有哪些?
10. 渗出液与漏出液的形成机制与鉴别要点是什么?

模块五 ｜ 临床输血检验

模块五

模块五 数字资源

项目一　血　型　鉴　定

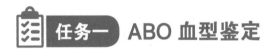 **任务一** ABO 血型鉴定

 案例导入

患者,男,56岁。约20分钟前因外伤致摔倒在地,当即感左腹部疼痛,急诊入院。体格检查:T 36.8℃,P 145次/min,R 30次/min,BP 95/45mmHg,意识不清,精神差,急性病容,双瞳等大等圆,光反射灵敏,左腹部有一处长约3cm皮肤挫裂伤,伴活动性出血。听诊心、肺未见明显异常,触诊腹胀,左腹明显压痛及反跳痛。辅助检查:胸部＋腹部CT示左腹部新月形高密度影,其他无异常。实验室检查:WBC $15.2×10^9$/L,RBC $2.20×10^{12}$/L,HGB 63g/L。为进一步诊治,以"腹部外伤、脾破裂、失血性休克"收住入院。

问题:

1. 该患者是否需要输血?

2. 临床输血指征是什么？

3. 输血前需要做哪些检测项目？

 知识链接

临床输血指征

临床上输血主要适用于以下三大类疾病：①因慢性失血或者外伤引起的内脏急性大出血；②血液系统疾病，例如凝血因子合成障碍或者慢性贫血；③严重感染。临床输血指征包括内科指征和外科输血指征，内科输血指征主要是指血红蛋白低于 60g/L，同时血细胞比容低于 20% 时，可以考虑予以输血；或者有凝血因子缺乏，可以考虑予以输注凝血因子。外科输血主要是指血红蛋白低于 70g/L 或者血细胞比容低于 30%，或者患者术后、术中出现活动性出血，血压持续性下降时输注红细胞。

【实训准备】

1. 器材　试管、试管架、标记笔、微量移液器、微柱凝胶血型卡专用离心机等。

2. 试剂　微柱凝胶血型卡、合适浓度 A、B 型标准红细胞试剂。

3. 标本　抗凝静脉血。

【实训步骤】

1. 配制红细胞悬液　按试剂说明书要求，配制要求浓度的待检红细胞悬液。

2. 标记血型卡　按实验室要求用标记笔在微柱凝胶血型卡上标记。

3. 加红细胞悬液　按试剂卡说明书要求，用加样枪在标有抗 A、抗 B 和质控管的微柱中加一定量待检的红细胞悬液（正定型）；在标签有 A、B、O 红细胞的微柱中分别加一定量的 A、B、O 型红细胞悬液试剂（反定型）。

4. 加血浆　按试剂卡说明书要求，在标签有 A、B、O 红细胞的微柱反应腔中央内加一定量的待检血浆（反定型）。

5. 离心　按试剂卡说明书要求在专用离心机水平离心。

6. 观察结果　取出微柱凝胶血型卡，肉眼观察。

（1）阳性：对照管细胞沉淀在管底，检测管红细胞凝集块在凝胶表面或中间。

（2）阴性：质控管和检测管的红细胞均沉淀在管底。

（3）试验失败：质控管红细胞凝集块在凝胶表面或凝胶中间，应重新试验。

7. 判断结果　按表 5-1 判断血型结果。

8. 比对结果　对比正反定型结果，结果一致方可报告血型结果。

9. 报告结果　ABO 血型鉴定：_____型（微柱凝胶血型卡法）。

微柱凝胶血型卡法 ABO 血型鉴定操作流程见图 5-1。

表 5-1　ABO 血型鉴定结果判读

| 标准血清 + 被检者红细胞 | | | 被检者血型 | 标准红细胞 + 被检者血清 | | |
抗 A	抗 B	抗 A+B		A 型红细胞	B 型红细胞	O 型红细胞
+	−	+	A 型	−	+	−
−	+	+	B 型	+	−	−
−	−	−	O 型	+	+	−
+	+	+	AB 型	−	−	−

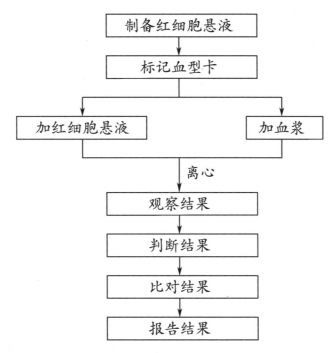

图 5-1　微柱凝胶血型卡法 ABO 血型鉴定操作流程

【注意事项】

1. 标本　血清标本应完全去除纤维蛋白;血浆标本建议用 EDTA-K$_2$ 或枸橼酸盐抗凝;红细胞悬液浓度按说明书要求配制。标本应新鲜(血液采集 2~8℃可保存 7 天),避免细菌污染或红细胞破碎引起的假阳性。

2. 离心机　要准确校准离心参数,一般使用专用水平离心机。

3. 微柱凝胶血型卡

(1)中性凝胶卡可用于 ABO 血型正、反定型,特异性凝胶卡只能用于正定型。

(2)卡中有的液体试剂含有防腐试剂叠氮钠、抗凝剂和增强剂等,冷冻或蒸发都有可能影响未凝集红细胞通过凝胶颗粒而达到微柱底部。为避免试剂卡产生气泡,卡从冰箱取出后应平衡至室温才可使用。实验前应检查凝胶卡封口是否完整,液面是否低于凝胶,凝胶中是否有气泡。

4. 加样　中性凝胶卡鉴定 ABO 血型时,应先向反应腔内加入红细胞,后加血清(血浆）或抗体。加样量按试剂卡说明书要求（一般红细胞悬液和血浆各加 50μl）。加样时动作要轻，不要破坏凝胶面。

【填写检验报告单】

×× 医院检验报告单

住院号＿＿＿＿＿＿ 门诊号＿＿＿＿＿

病室床号＿＿＿＿ 科别＿＿＿＿＿＿

患者姓名＿＿＿＿＿＿＿＿＿＿＿

性别＿＿＿＿＿＿＿ 年龄＿＿＿＿＿＿

临床诊断＿＿＿＿＿＿＿＿＿＿＿

检查目的＿＿＿＿＿＿＿＿＿＿＿

标本＿＿＿＿＿＿＿＿＿＿＿＿＿

送检日期＿＿＿＿＿＿＿＿＿＿＿

送检医师＿＿＿＿＿＿＿＿＿＿＿

检验者＿＿＿＿＿ 复核者＿＿＿＿＿ 报告日期＿＿＿＿＿

实训日期＿＿＿＿＿ 成绩＿＿＿＿＿ 批阅教师＿＿＿＿＿

【考核要点和评分标准】

序号	项目	考核内容	分值	扣分标准	扣分	得分
1	准备工作	穿白大衣 着装整齐 器材准备 试剂准备 仪器准备	10	未穿白大衣	2	
				着装不整洁,酌情扣分	2	
				未准备器材或器材准备不全	2	
				未准备试剂或试剂准备不全	2	
				仪器未开机或不能开机	2	
2	标本处理	核对信息 检查标本 标本标记	10	接收标本信息不完整	2	
				接收标本未观察是否溶血、准确	3	
				未标记标本号	5	
3	操作流程	细胞悬液 标记卡号 加样 加试剂 离心 判读结果 签发报告	60	浓度不符合要求	5	
				不能识别异常结果	5	
				破坏凝胶面	10	
				加错试剂	10	
				离心方法错误	10	
				正反定型不相符,报告结果错误	10	
				项目和日期不规范或错误	10	

序号	项目	考核内容	分值	扣分标准	扣分	得分
4	清理工作	标本处理 试剂保存 器材整理 台面清洁	20	标本未上交置于冰箱保存	5	
				试剂未还原	5	
				器材未还原	5	
				台面未清洁	5	
合计			100		100	

考核日期_____ 成绩_____ 批阅教师_____

（徐素仿）

任务二 Rh 血型鉴定

【实训准备】

1. 器材 试管、试管架、标记笔、微量移液器和微柱凝胶血型卡专用离心机等。
2. 试剂 Rh 微柱凝胶血型卡。
3. 标本 抗凝或不抗凝的静脉血。

【实训步骤】

1. 标本编号。
2. 配备红细胞悬液 按试剂说明书,配制要求浓度的待检红细胞悬液。
3. 标记血型卡 取出并标记 Rh 微柱凝胶血型卡,撕去铝箔,垂直放置在卡槽内。
4. 加红细胞悬液 在中性凝胶 D 管中加入一定量待检者红细胞悬液。
5. 离心 专用微柱凝胶血型卡离心机上离心 10 分钟。
6. 报告结果 Rh(＋)或 Rh(－)。

Rh 血型鉴定微柱凝胶血型卡法操作流程见图 5-2。

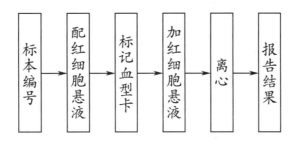

图 5-2 RhD 血型鉴定微柱凝胶血型卡法操作流程

【注意事项】

1. 可以采用玻片法鉴定,红细胞浓度一般为 30%~50%,反应 2 分钟后观察结果。
2. Rh 血型鉴定主要鉴定 D 抗原,属于正定型,定型时应按抗 D 血清试剂的使用说明进行，并注意必须有严格的对照试验，包括阴性对照、阳性对照和试剂对照试验。

3. Rh 血型系统的抗体多由后天免疫刺激（输血或妊娠）产生，不需做反定型实验，也不能通过反定型验证 Rh 血型。

4. 待检红细胞与抗 D 试剂在盐水介质中（如玻片法、试管法）不凝集，应进行 Rh 阴性确认试验，一般使用三种以上 IgG 抗 D 试剂进行间接抗球蛋白试验。如三种 IgG 抗 D 试剂抗球蛋白试验的结果均为阴性，即可判定为 Rh 阴性，如果抗球蛋白试验有一种或一种以上的 IgG 抗 D 试剂的结果为阳性，即可判定为 Rh 阳性，该个体为弱 D 型。

5. 部分弱 D 型个体经输注 D 阳性红细胞后可能产生抗 D 抗体。所以受血者若为弱 D 型，应作 Rh 阴性处理，输注 Rh 阴性血液。供血者为弱 D 型者，其血液应作为 Rh 阳性血液。

 知识链接

"熊猫血"

"熊猫血"是指 Rh 血型为阴性的血液。Rh 是恒河猴（Rhesus Macacus）英语的头两个字母。人的红细胞和恒河猴的红细胞含有一些相同的物质，即部分血型抗原是相同的，具有 D 抗原的血液叫 Rh 阳性，用 Rh（+）表示。当缺乏 D 抗原时即为 Rh 阴性，用 Rh（−）表示。Rh 阴性的分布因种族不同而差异很大，在白种人中的比例较高，约 15%。Rh 阴性血液比较罕见，是非常稀有的血液种类，所以又被称为"熊猫血"，其中 AB 型 Rh 阴性血更加罕见。输血时，Rh 阴性者只能接受 Rh 阴性供血者的血液，否则会产生输血相关的溶血现象。

【填写检验报告单】

××医院检验报告单

住院号_____ 门诊号_____

病室床号_____ 科别_____

患者姓名_____

性别_____ 年龄_____

临床诊断_____

检查目的_____

标本_____

送检日期_____

送检医师_____

检验者_____ 复核者_____ 报告日期_____

实训日期_____ 成绩_____ 批阅教师_____

【考核要求及评分标准】

序号	项目	考核内容	分值	扣分标准	扣分	得分
1	准备工作	穿白大衣 着装整齐 器材准备 试剂准备 采集标本	20	未穿白大衣	4	
				着装不整洁,酌情扣分	4	
				未准备器材或器材准备错误	4	
				未准备试剂或试剂准备错误	4	
				未采集标本或标本准备错误	4	
2	操作流程	器材清洁 标记项目 细胞悬液 加试剂 离心 轻摇试管 判断结果	60	器材未清洁	10	
				未进行标记	10	
				配制浓度错误	10	
				试剂量错误	10	
				速度错误	5	
				动作错误	5	
				结果判断错误	10	
3	结果报告	结果审核 签发报告	10	未对异常结果采取措施	5	
				项目和日期不规范或错误	5	
4	清理工作	标本处理 器材整理 台面清洁	10	标本未上交置于冰箱保存	3	
				器材未还原	3	
				台面未清洁	4	
	合计		100		100	

考核日期_____ 成绩_____ 批阅教师_____

（徐素仿）

项目二　交叉配血试验

【实训准备】

1. 器材　试管架、小试管、加样枪、卡式孵育器、卡式离心机、标记笔和纸等。

2. 试剂　用于交叉配血试验的抗人球蛋白微柱凝胶血型卡、红细胞稀释液等。

3. 标本　受血者标本使用EDTA抗凝静脉血,供血者标本为血液保养液（CPDA）抗凝静脉血,标本量≥3ml。

【实训步骤】

1. 制备血浆　取受血者和供血者的血液标本,以3 000r/min离心3分钟,分离血浆。

2. 制备红细胞悬液　分别制备受血者和供血者的 1.5% 红细胞悬液。

3. 加试剂　取出微柱凝胶血型卡,标明主侧和次侧,并在主侧和次侧的反应柱中加入 50μl 低离子强度盐溶液(BLISS)。

4. 加血浆和红细胞悬液　主侧加入 20μl 供血者红细胞悬液,40μl 受血者血浆,次侧加入 20μl 受血者红细胞悬液,40μl 供血者血浆。

5. 孵育　将加样后的微柱凝胶血型卡置于 37℃ 孵育器中孵育 15 分钟。

6. 离心　将孵育好的微柱凝胶血型卡放入卡式离心机中离心 5 分钟。

7. 结果判断

(1)阴性结果:主侧反应柱和次侧反应柱内红细胞完全沉降于凝胶管底部,表明受血者与供血者血液相容,供血者血液可以输给受血者。

(2)阳性结果:若主侧反应柱和/或次侧反应柱内红细胞凝集块位于凝胶表面或凝胶中,或出现溶血,提示受血者和供血者血液不相容。

微柱凝胶介质抗人球蛋白法交叉配血试验操作流程见图 5-3。

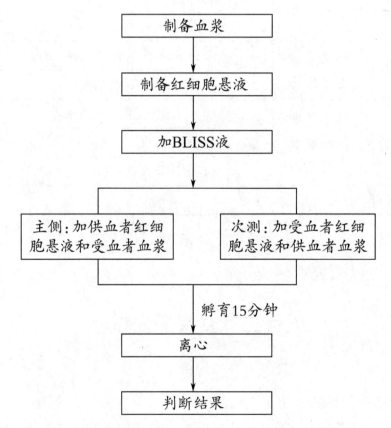

图 5-3　微柱凝胶介质抗人球蛋白法交叉配血试验操作流程

【注意事项】

1. 微柱凝胶血型卡必须按说明书保存,实验前要将微柱凝胶血型卡空卡放入微柱凝胶血型卡离心机中,以 1 000r/min 离心 1 分钟,避免卡中的凝胶在运输途中产生胶质不均匀、胶面不整或气泡等。

2. 微柱凝胶介质抗人球蛋白法可一次性检出 IgM 型和 IgG 型红细胞血型抗体,因此在临床输血实际使用时,可以省去盐水介质交叉配血试验。

3. 标本应标识清晰、完整、规范。不能使用溶血、脂血、细菌污染的标本进行交叉配血试验。

【填写检验报告单】

× × 医院检验报告单

住院号_____ 门诊号_____

病室床号_____ 科别_____

患者姓名_____

性别_____ 年龄_____

临床诊断_____

检查目的_____

标本_____

送检日期_____

送检医师_____

检验者_____ 复核者_____ 报告日期_____

实训日期_____ 成绩_____ 批阅教师_____

【考核要点和评分标准】

序号	项目	考核内容	分值	扣分标准	扣分	得分
1	准备工作	穿白大衣 着装整齐 器材准备 试剂准备	10	未穿白大衣	2	
				着装不整洁,酌情扣分	2	
				未准备器材或器材准备不全	2	
				未准备试剂或试剂错误	4	
2	操作流程	器材清洁 标记试管 细胞悬液 分离血浆 加样 混匀标本 离心	50	器材未清洁	4	
				未进行标记	6	
				制备浓度不准确	5	
				离心不充分	5	
				加样顺序和种类错误	10	
				未混匀或混匀不充分、方式错误	10	
				速度不符合要求	10	

序号	项目	考核内容	分值	扣分标准		扣分	得分
3	结果报告	观察结果格式正确	20	判读错误		10	
				格式错误		10	
4	清理工作	标本处理试剂保存器材整理台面清洁	20	标本未置于冰箱保存		5	
				试剂未还原		5	
				器材未还原		5	
				台面未清洁		5	
合计			100			100	

考核日期_____ 成绩_____ 批阅教师_____

（徐素仿）

项目三　不规则抗体筛查

【实训准备】

1. 器材　微柱凝胶卡离心机、微柱凝胶卡孵育器、试管架和加样枪等。

2. 试剂　抗体筛查红细胞试剂（2系或3系）、抗人球蛋白微柱凝胶卡、生理盐水和 BLISS 液。

3. 标本　推荐使用 EDTA 抗凝静脉血，标本采集量≥3ml。

【实训步骤】

1. 准备　标本编号。

2. 制备红细胞悬液　按试剂说明书，制备复合要求浓度的待检红细胞悬液。

3. 标记卡　标记抗人球蛋白微柱凝胶卡，撕去铝箔，垂直放置在卡槽内。

4. 加试剂　向抗人球蛋白微柱凝胶卡反应腔中加入 50μl BLISS 液。

5. 加血浆和红细胞悬液　向反应腔中分别加入 40μl 待检者血浆，再加入相应的 Ⅰ、Ⅱ、Ⅲ谱细胞悬液 20μl。

6. 孵育　将加样后的抗人球蛋白微柱凝胶卡置于 37℃ 孵育器中孵育 15 分钟。

7. 离心　将孵育好的胶抗人球蛋白微柱凝卡放入卡式离心机中离心 5 分钟。

8. 判读结果　同血型鉴定和交叉配血试验。

9. 报告结果　不规则抗体阳性或阴性。

抗人球蛋白微柱凝胶卡法不规则抗体筛查操作流程见图 5-4。

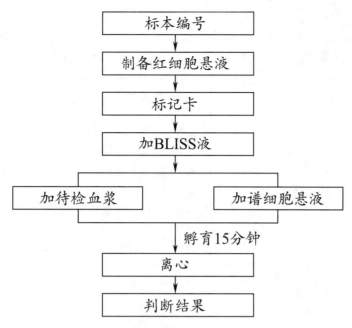

图 5-4　抗人球蛋白微柱凝胶卡法不规则抗体筛查操作流程

【注意事项】

1. 试剂卡保存温度为 2~25℃，如果温控标志变红，表明卡内试剂可能失效，不宜使用；如果试剂卡保存于 2~8℃冰箱，使用前应放至室温。

2. 不使用过期试剂卡。

3. 试剂卡被冷冻过，或卡内液体发生蒸发，可能导致假阳性结果。

4. 避免使用外观有损伤的试剂卡，例如气泡、断层、封口纸破损或颜色发生改变等。

5. 如在微柱凝胶管中出现溶血现象，强烈提示为红细胞抗原抗体阳性反应，也不排除其他原因所致溶血，故对此标本一定认真分析，并向上级主管技术人员报告并讨论其原因。

6. 样本中的异常血清蛋白可能会导致红细胞聚集，而被错误地判读为凝集。

【填写检验报告单】

××医院检验报告单

住院号＿＿＿＿＿　　门诊号＿＿＿＿＿

病室床号＿＿＿＿　科别＿＿＿＿＿

患者姓名＿＿＿＿＿＿＿＿＿＿

性别＿＿＿＿＿　年龄＿＿＿＿

临床诊断＿＿＿＿＿＿＿＿＿＿＿

检查目的＿＿＿＿＿＿＿＿＿＿＿

标本＿＿＿＿＿＿＿＿＿＿＿＿＿

送检日期＿＿＿＿＿＿＿＿＿＿

送检医师＿＿＿＿＿＿＿＿＿

检验者＿＿＿＿＿＿　复核者＿＿＿＿＿＿　报告日期＿＿＿＿＿＿

实训日期＿＿＿＿＿＿　成绩＿＿＿＿＿　批阅教师＿＿＿＿＿

序号	项目	考核内容	分值	扣分标准	扣分	得分
1	准备工作	穿白大衣 着装整齐 器材准备 试剂准备	20	未穿白大衣	5	
				着装不整洁,酌情扣分	5	
				未准备器材或器材准备不全	5	
				未准备试剂或试剂错误	5	
2	操作流程	分离血浆 标记反应卡 加谱细胞 37℃孵育 离心	50	离心不充分	10	
				未进行标记	10	
				比例错误	10	
				孵育时间错误	10	
				速度错误	10	
3	结果报告	观察结果 格式正确	10	判读错误	5	
				格式错误	5	
4	清理工作	标本处理 试剂保存 器材整理 台面清洁	20	标本未上交置于冰箱保存	5	
				试剂未还原	5	
				器材未还原	5	
				台面未清洁	5	
合计			100		100	

考核日期_____ 成绩_____ 批阅教师_____

模块小结

　　本模块主要介绍应用微柱凝胶介质法进行血型鉴定、交叉配血和不规则抗体筛查,是临床输血检验的主要内容,可保证受血者的血液输注安全、有效。由于方法和试剂厂家不同,操作步骤可能有所不同,具体与可以参照说明书。

　　红细胞的血型临床上主要是 ABO 和 Rh 血型鉴定。微柱凝胶血型卡法是红细胞膜抗原与相应抗体在凝胶介质中发生的凝集反应,目前应用最为广泛。为了减少非特异性凝聚反应的发生，目前临床上交叉配血试验最好选用抗人球蛋白微柱凝胶法。抗人球蛋白微柱凝胶卡法简便、准确、灵敏、易标准化，已成为临床抗体筛查的常规方法。

（徐素仿）

 思考题

1. 分析 ABO 血型鉴定时正反定型不一致的原因及处理原则。
2. 简述不规则抗体筛查的注意事项。

模块六 | 临床生物化学检验

模块六
模块六 数字资源

学习目标

掌握 血糖、血清总蛋白、血清谷丙转氨酶的手工检测方法及操作步骤。

熟悉 仪器法进行肝肾功能检验、电解质检验及血气分析;常用生化项目检测的注意事项及考核评分要点。

了解 常用生化检验项目的临床应用。

项目一 血清葡萄糖测定

 案例导入

患者,男,63岁。10年前无诱因出现多饮、多尿,近期症状加重,乏力伴明显体重减轻就诊。查体:T 36.3℃,P 85 次/min,R 20 次/min,BP 154/81mmHg,未见异常。为明确诊断,建议做空腹血糖测定。

问题:

1. 该患者空腹血糖测定的价值是什么?

2. 该病诊断还需要哪些检查指标?

【实训准备】

1. 器材 分光光度计、离心机、水浴箱、移液枪、吸头、刻度吸管、洗耳球、试管、试管架、计时器、记号笔及医疗废物桶等。

2. 试剂 蒸馏水、血糖测定(葡萄糖氧化酶法)试剂盒。

3. 标本 空腹静脉血。

【实训步骤】

1. 仪器准备　打开分光光度计电源开关，通电预热仪器 20 分钟。

2. 试剂准备　试剂盒提前取出，恢复到室温后使用。试剂盒包含酶试剂、酚溶液、葡萄糖标准液，根据试剂说明书配制成酶酚混合试剂，不同的试剂盒所含试剂及操作步骤可能有所不同。

3. 标本处理　核对标本信息并编号，以 3 000r/min 离心 10 分钟，分离血清备用。若标本出现严重脂血、溶血、黄疸，需在报告单上标注。

4. 加样　取试管 3 支，分别作为空白管（B）、标准管（S）、测定管（U），编号并分别标注 B、S、U，按表 6-1 加样，充分混匀，置于 37℃水浴 10 分钟。

表 6-1　葡萄糖氧化酶法检测血糖操作步骤

加入物	空白管（B）	标准管（S）	测定管（U）
蒸馏水 /ml	0.02	0	0
葡萄糖标准液 /ml	0	0.02	0
待测血清 /ml	0	0	0.02
酶酚混合试剂 /ml	3.0	3.0	3.0

5. 比色　选择波长 505nm，以 B 管调零，分别读取 S 管、U 管的吸光度（A）。

6. 数据记录

标本号	标准管吸光度（A_S）	测定管吸光度（A_U）

7. 计算　血清葡萄糖（mmol/L）=（A_U/A_S）× C_S，C_S 为葡萄糖标准液的浓度。

8. 废物处理　废弃血液标本等需消毒后处理；吸头、一次性试管、一次性手套等须丢入医疗废物桶中，并集中销毁。

血糖测定操作流程见图 6-1。

【注意事项】

1. 因标本和标准液用量少，加样准确度对测定结果影响较大，加样必须准确。

2. 在室温下，待测血清葡萄糖含量每小时会降低约 5%，采血后应及时检测，以免出现假性低血糖，也可采用草酸钾－氟化钠为抗凝剂的血浆延缓血糖下降。

3. 新配制的葡萄糖标准液主要为 α 型，须放置 2 小时以上，最好是过夜，待 α 型葡萄糖变旋为 β 型，达到平衡后方可使用。

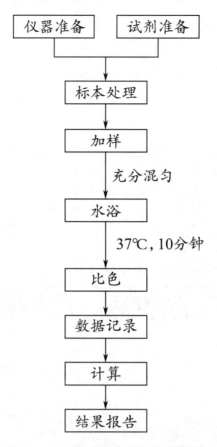

图 6-1　血糖测定操作流程

4. 葡萄糖氧化酶法易受标本中 UA、VitC、谷胱甘肽（GSH）、BIL 等还原物的干扰，这些物质与色素原竞争 H_2O_2，使测定结果偏低。

5. 葡萄糖氧化酶法可直接测定脑脊液葡萄糖含量，但不能直接测定尿葡萄糖含量，因尿中尿酸等干扰物浓度过高，可造成结果偏低。

 知识链接

假性低血糖

假性低血糖是指患者实际没有低血糖，但由于某种原因如疾病本身或者检测方法等导致了血糖测定值比实际值下降或者静脉血糖值低于末梢血糖的现象。因检测方法引起假性低血糖的因素较多，例如标本放置时间越长，血糖降低越多；温度越高，血糖降低越快；VitC 等药物可以干扰葡萄糖氧化酶法的显色反应，导致血糖假性降低。

作为检验工作者，遇到患者的血糖结果与临床表现严重不符时，除了要排除标本和仪器原因之外，我们还要及时询问患者的病史和用药情况，并与末梢血糖结果比对，排除各种干扰因素，为患者提供一个准确可靠的检验结果。

【填写检验报告单】

×× 医院检验报告单

住院号_____ 门诊号_____

病室床号_____ 科别_____

患者姓名_____

性别_____ 年龄_____

临床诊断_____

检查目的_____

标本_____

送检日期_____

送检医师_____

检验者_____ 复核者_____ 报告日期_____

实训日期_____ 成绩_____ 批阅教师_____

【考核要求及评分标准】

序号	项目	考核内容	分值	扣分标准	扣分	得分
1	准备工作	穿白大衣 着装整齐 器材准备 试剂准备 标本准备	5	未穿白大衣	1	
				着装不整洁,酌情扣分	1	
				未准备器材或器材准备不全	1	
				未准备试剂或试剂准备不全	1	
				未准备标本或标本准备错误	1	
2	标本处理	核对检查 标本 标记 离心 取样	10	未核对检查标本	2	
				未正确标记	2	
				离心时间和速度错误	2	
				未能正确使用移液枪	4	
3	加样	试管编号 加样 水浴	20	试管无编号或编号错误	2	
				样本(空白管、标准管、测定管)加样错误	5	
				相应试剂加样错误	5	
				加样顺序错误	2	
				加样后未混匀	3	
				未水浴,水浴温度、时间不准确	3	

序号	项目	考核内容	分值	扣分标准	扣分	得分
4	比色	调波长 比色杯准备 仪器准备 比色测定 仪器回位 比色杯清洗	40	未调波长、波长值不准	4	
				未调 T100%、未调 T0	4	
				双手碰触变色杯光滑面	4	
				比色后未洗干净比色杯	4	
				未用擦镜纸擦拭比色杯	4	
				比色杯未正确放入比色槽	4	
				显示器未稳定时读数	4	
				比色液体未达杯高一半	4	
				反应液未倒回原试管	4	
				读数不准确	4	
5	结果报告	记录完整 单位正确 计算正确 报告规范	15	记录不完整	4	
				单位不正确	4	
				计算不正确	4	
				报告不规范	3	
6	清理工作	标本处理 器材还原 台面清洁 仪器保护 生物安全	10	标本未按要求处理	2	
				器材、试剂未还原	2	
				废物处理不当	2	
				台面未清洁或清理不干净	2	
				未洗手及生物安全意识差	2	
	合计		100		100	

考核日期_____ 成绩_____ 批阅教师_____

（王玲玲）

项目二　血清总蛋白测定

 案例导入

　　患者，男，45 岁。无明显诱因出现双下肢水肿近半年，进行性加重，因反复发热、感冒，水肿明显加重并波及全身就诊。近期患者尿量减少，尿液偏黄色，无血尿、尿浑浊，无尿频、尿急、尿痛、排尿困难等，睡眠尚可，口干多饮，食量增加，大便色黄。无肝炎、结核病等传染病史，无糖尿病史，无药物、食物过敏史，无外伤、手术史。查体：T 37.3℃，P 86 次 /min，

R 20次/min,BP 148/90mmHg,精神疲倦,检查合作,双下肢轻度凹陷性水肿,眼睑轻度水肿,全身皮肤无黄染,双肺呼吸音清,心音正常,肝、脾及肾未触及。辅助检查:肝炎相关检查阴性,血糖正常,血清胆固醇(TCHO)13.5mmol/L,TG 2.7mmol/L,尿蛋白(3+)。

问题:

该患者血清总蛋白可能发生什么变化?

【实训准备】

1. 器材 分光光度计、离心机、水浴箱、移液枪、吸头、刻度吸管、洗耳球、试管、试管架、计时器、记号笔及医疗废物桶等。

2. 试剂 蒸馏水、血清总蛋白测定(TP)双缩脲法试剂盒。

3. 标本 空腹静脉血。

【实训步骤】

1. 仪器准备 打开分光光度计电源开关,通电预热仪器20分钟。

2. 试剂准备 试剂盒提前取出,恢复到室温后使用。试剂盒包含双缩脲试剂、蛋白质标准液,试剂及操作步骤随试剂盒不同可能有所不同。

3. 标本处理 核对标本信息并编号,以3 000r/min离心10分钟,分离血清备用。若标本出现严重脂血、溶血、黄疸,需在报告单上标注。

4. 加样 取试管3支,分别作为空白管(B)、标准管(S)、测定管(U),编号并分别标注B、S、U,按表6-2加样,充分混匀,置于37℃水浴10分钟或在25℃室温下放置30分钟。

表6-2 双缩脲法测血清总蛋白加样表

加入物	空白管(B)	标准管(S)	测定管(U)
蒸馏水/ml	0.05	0	0
蛋白标准液/ml	0	0.05	0
血清标本/ml	0	0	0.05
双缩脲试剂/ml	3.0	3.0	3.0

5. 比色 选择波长540nm,以B管调零,分别读取S管、U管的吸光度(A)。

6. 数据记录

标本号	标准管吸光度(A_S)	测定管吸光度(A_U)

7. 计算 血清总蛋白(g/L)=(A_U/A_S)×C_S,C_S为蛋白质标准液的浓度。

8. 废物处理 废弃血液标本等需消毒后处理;吸头、一次性试管、一次性手套等须丢入医疗废物桶中,并集中销毁。

血清总蛋白测定操作流程见图6-2。

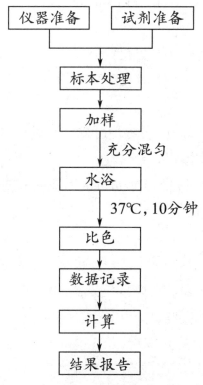

图6-2 血清总蛋白测定操作流程

【注意事项】

1. 试管、刻度吸管等器具应清洁,无酸、碱或还原性物质污染。

2. 严重脂血、溶血和黄疸标本应作血清标本空白对照,以保证结果准确。

【填写检验报告单】

×× 医院检验报告单

住院号_____ 门诊号_____

病室床号_____ 科别_____

患者姓名_____

性别_____ 年龄_____

临床诊断_____

检查目的_____

标本_____

送检日期_____

送检医师_____

检验者_____ 复核者_____ 报告日期_____

实训日期_____ 成绩_____ 批阅教师_____

【考核要求及评分标准】

序号	项目	考核内容	分值	扣分标准	扣分	得分
1	准备工作	穿白大衣 着装整齐 器材准备 试剂准备 标本准备	5	未穿白大衣	1	
				着装不整洁,酌情扣分	1	
				无准备器材或器材准备不全	1	
				无准备试剂或试剂准备不全	1	
				无准备标本或标本准备不正确	1	
2	标本处理	核对检查 标本 标记 离心 取样	10	未核对检查标本	2	
				未正确标记	2	
				离心时间和速度错误	3	
				未能正确使用移液枪	3	
3	加样	试管编号 加样操作 恒温水浴	20	试管无编号,编号错误	2	
				样本加样(空白管、标准管、测定管)错误	5	
				相应试剂加样错误	5	
				加样顺序错误	2	
				未混匀	3	
				未水浴,水浴温度、时间不准确	3	
4	比色	操作步骤 动作规范 观察结果	40	未调波长、波长值不准	4	
				未调 T100%、未调 T0	4	
				双手碰触变色杯光滑面	4	
				比色后未洗干净比色杯	4	
				未用擦镜纸擦拭比色杯	4	
				比色杯未正确放入比色槽	4	
				显示器未稳定时读数	4	
				比色液体未达杯高一半	4	
				反应液未倒回原试管	4	
				读数不准确	4	
5	结果报告	记录完整 单位正确 计算正确 报告规范	15	记录不完整	4	
				单位错误	4	
				计算错误	4	
				报告不规范	3	

续表

序号	项目	考核内容	分值	扣分标准	扣分	得分
6	清理工作	标本处理 器材还原 台面清洁 仪器保护 生物安全	10	标本未按要求处理	2	
				器材、试剂未还原	2	
				废物处理不当	2	
				台面未清洁或清理不干净	2	
				未洗手及生物安全意识差	2	
合计			100		100	

考核日期_____ 成绩_____ 批阅教师_____

（王玲玲）

项目三　血清谷丙转氨酶测定

 案例导入

患儿,男,17岁,因发热、食欲减退、恶心2周,皮肤黄染1周来诊,2周前无明显诱因发热,体温达到38.2℃,不咳嗽,但感全身不适、乏力、食欲减退、恶心、右上腹部不适,偶尔呕吐,曾按上感和胃病治疗无好转。1周前出现皮肤黄染,尿色较黄,无皮肤瘙痒,大便正常,睡眠稍差,体重无明显变化。既往体健,无肝炎和胆石症史,无药物过敏史,无输血史,无疫区接触史。查体:T 37.6℃,P 80次/min,R 25次/min,BP115/70mmHg,皮肤略黄,无出血点,浅表淋巴结未触及,巩膜黄染,腹平软,咽、心肺无异常,肝肋下2cm,质软,轻压痛和叩击痛,脾未触及,无腹水,下肢不肿。为查明病因,建议进一步检查血清谷丙转氨酶活性。

问题:

该患者血清谷丙转氨酶测定的价值是什么?

 知识链接

Deritis 比值

临床常同时检测血清AST和ALT,并计算AST/ALT比值,即为Deritis比值,正常人约为1.15,用于判断肝脏疾病的病程、严重程度及病情预后。急性肝炎Deritis比值第1、

2、3 和 4 周分别为 0.7、0.5、0.3 和 0.2。若 Deritis 比值有升高倾向,应注意转变为慢性肝炎的可能。慢性肝炎时 Deritis 比值可高达 1.0 以上,肝硬化时 Deritis 比值可 >2.0,肝癌时 Deritis 比值可 >3.0。

【实训准备】

1. 器材　分光光度计、离心机、水浴箱、移液枪、吸头、刻度吸管、洗耳球、试管、试管架、计时器、记号笔及医疗废物桶等。

2. 试剂　蒸馏水、血清谷丙转氨酶测定(赖氏法)试剂盒。

3. 标本　空腹静脉血。

【实训步骤】

1. 仪器准备　打开分光光度计电源开关,通电预热仪器 20 分钟。

2. 试剂准备　试剂盒提前取出,恢复到室温后使用。试剂盒包含:底物液(基质液)、显色剂、丙酮酸标准液(2.0mmol/L)和氢氧化钠溶液(4.0mol/L)。用蒸馏水将氢氧化钠溶液作 10 倍稀释,即配成浓度为 0.4mol/L 的氢氧化钠溶液待用,试剂及操作步骤随试剂盒不同可能有所不同。

3. 标本处理　核对标本信息并编号,以 3 000r/min 离心 10 分钟,分离血清备用。若标本出现严重脂血、溶血、黄疸,需在报告单上标注。

4. 标准曲线绘制

(1)配制标准管:取试管 5 支,分别标注为 0 号管、1 号管、2 号管、3 号管、4 号管。按表 6-3 配制标准管后,混匀,置于 37℃水浴 30 分钟。

表 6-3　标准管配制

加入物	0 号管	1 号管	2 号管	3 号管	4 号管
底物液 /μl	250	225	200	175	150
2mmol/L 丙酮酸标准液 /μl	0	25	50	75	100
蒸馏水 /μl	50	50	50	50	50
相当于酶活性 / 卡门单位	0	28	57	97	150

(2)加试剂:各管中加入显色剂 250μl,混匀,37℃水浴 20 分钟后加入 0.4mmol/L 氢氧化钠溶液 2.5ml,混匀。

(3)比色:室温放置 3 分钟后,波长 510nm,以蒸馏水调零,分别读取各管 A 值。

(4)数据记录

试管号	0	1	2	3	4
吸光度(A)					

(5)标准曲线绘制:各管吸光度均减去"0"管吸光度后,以所得吸光度差值为纵坐标,各管对应的酶活性为横坐标,在图 6-3 中绘制标准曲线。

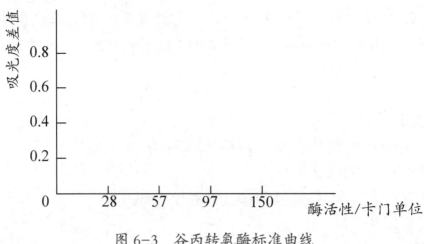

图 6-3　谷丙转氨酶标准曲线

5. 标本测定

（1）加样：取试管 2 支，作为测定管和测定对照管，编号并分别标注测定和测定对照，按表 6-4 操作。

表 6-4　赖氏法测血清谷丙转氨酶操作步骤

步骤	加入物	测定管	测定对照管	反应条件
1	待测血清 /ml	0.05	0.05	充分混匀，置于 37℃ 水浴 30 分钟
2	底物液 /ml	0.25	0	
3	显色剂 /ml	0.25	0.25	充分混匀，置于 37℃ 水浴 20 分钟
4	底物液 /ml	0	0.25	
5	0.4mol/L 氢氧化钠溶液 /ml	2.5	2.5	充分混匀，室温放置 3 分钟

（2）比色：选择波长 510nm，以蒸馏水调零，分别读取各管 A 值。

（3）数据记录

标本号	测定管吸光度（A_U）	对照管吸光度（A_C）

（4）查标准曲线：测定管吸光度（A_U）减去对照管吸光度（A_C）后，从标准曲线中查得 ALT 活性。

6. 废物处理　废弃血液标本等需消毒后处理；吸头、一次性试管、一次性手套等须丢入医疗废物桶中，并集中销毁。

血清谷丙转氨酶测定操作流程见图 6-4。

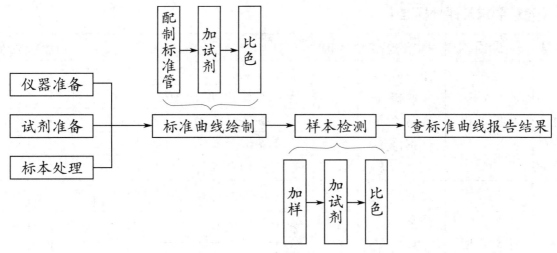

图 6-4　血清谷丙转氨酶测定操作流程

【注意事项】

1. 血清谷丙转氨酶在室温（25℃）可以保存 2 天，在 4℃冰箱可保存 1 周，在 -20℃可保存 1 个月。

2. 严重脂血、溶血及黄疸血清标本会引起吸光度增高；糖尿病酮症酸中毒患者血中含有大量酮体，与反应体系中 2,4- 二硝基苯肼发生反应呈色，也会引起测定管吸光度增加。

3. 酶测定中，温度、时间对酶的活力影响很大，故应控制好测定时的温度（要求准确到 37℃ ±0.5℃），并准确把握保温时间。

4. 反应呈色深浅与氢氧化钠溶液浓度有关，氢氧化钠溶液浓度越大呈色越深，当其浓度 <0.25mmol/L 时，吸光度明显下降，因此氢氧化钠溶液浓度要准确。

5. 赖氏法的酶活力单位是根据本法中丙酮酸量及其吸光度值与卡门单位的对等关系而套用卡门单位而来。

【填写检验报告单】

×× 医院检验报告单

住院号_____　门诊号_____

病室床号_____　科别_____

患者姓名_____

性别_____　年龄_____

临床诊断_____

检查目的_____

标本_____

送检日期_____

送检医师_____

检验者_____　复核者_____　报告日期_____

实训日期_____　成绩_____　批阅教师_____

【考核要求及评分标准】

序号	项目	考核内容	分值	扣分标准	扣分	得分
1	准备工作	穿白大衣 着装整齐 器材准备 试剂准备 标本准备	5	未穿白大衣	1	
				着装不整洁,酌情扣分	1	
				无准备器材或器材准备不全	1	
				无准备试剂或试剂准备不全	1	
				无准备标本或标本准备不正确	1	
2	标本处理	核对检查 标本 标记 离心 取样	10	未核对检查标本	2	
				未正确标记	2	
				离心时间和速度错误	3	
				未正确使用移液枪	3	
3	样本测定	加样操作 恒温水浴 比色	45	试管无编号,编号错误	2	
				样本加样错误	4	
				相应试剂加样错误	3	
				加样顺序错误	2	
				加样后未混匀	2	
				未水浴,水浴温度、时间不准确	2	
				未调波长、波长值不准	3	
				未调T100%、未调T0	3	
				双手碰触变色杯光滑面	3	
				比色后未洗干净比色杯	3	
				未用擦镜纸擦拭比色杯	3	
				比色杯未正确放入比色槽	3	
				显示器未稳定时读数	3	
				比色液体未达杯高一半	3	
				反应液未倒回原试管	3	
				读数不准确	3	
4	标准曲线 绘制	操作规范 查询结果	15	操作程序错误	3	
				操作过程不规范	3	
				结果记录错误	3	
				曲线绘制方式错误	3	
				结果查询错误	3	
5	结果报告	记录完整 单位正确 计算正确 报告规范	15	记录不完整	4	
				单位错误	4	
				计算错误	4	
				报告不规范	3	

序号	项目	考核内容	分值	扣分标准	扣分	得分
6	清理工作	标本处理 器材还原 台面清洁 仪器保护 生物安全	10	标本未按要求处理	2	
				器材、试剂未还原	2	
				废物处理不当	2	
				台面未清洁或清理不干净	2	
				未洗手及生物安全意识差	2	
合计			100		100	

考核日期_____ 成绩_____ 批阅教师_____

（王玲玲）

项目四　肝肾功能检验

 案例导入

患者，男，28岁。因右肋疼、乏力4年，呕血、便血、昏迷15小时急诊入院。查体：T 36.4℃，P 140次/min，BP 90/56mmHg，R 32次/min。深度昏迷，营养欠佳，面色晦暗，手背、颈部有多数蜘蛛痣，肝掌，巩膜不黄，瞳孔稍大，角膜反射消失。眼睑浮肿。有特殊肝臭味。双肺粗湿啰音。腹部饱满，肝脾肋下未触及。腹叩诊无明显移动性浊音。腹壁反射、提睾反射消失。四肢肌肉松弛，膝反射弱，巴宾斯基征阳性。医生建议肝功能检查。

问题：

1. 肝脏、肾脏疾病时，主要有哪些生化改变？

2. 做肝功能检测时，一般检测哪些指标？做肾功能检测时，一般检测哪些指标？

3. 如何进行肝功能试验选择？如何进行肾功能试验选择？

【实训准备】

1. 器材　全自动生化分析仪、离心机、水浴箱、移液枪、吸头、记号笔及医疗废物桶、打印纸等。

2. 试剂　肝功能测定试剂盒、肾功能测定试剂盒、清洗液、纯水。

3. 标本　空腹静脉血。

【实训步骤】

1. 开机前准备　检查仪器用的去离子纯化水的水质和水量，检查不间断电源系统（UPS），记录仪器工作的环境条件，包括温度和湿度。

2. 检查仪器　检查样品针、试剂针、搅拌棒是否有结晶黏附，是否弯曲，是否有污物、挂液；检查比色杯能否通过光源；检查去离子水的连接、废液的连接、注射器的连接是否漏液；检查废液桶是否清空。

3. 标本处理　申请单与标本信息核对，分离血清，检查血清性状并记录。

4. 全自动生化分析仪开机　依次打开分析部主机电源、分析部电源、操作部显示器电源、操作部主机电源、打印机电源。

5. 启动仪器控制软件　登录 Windows 操作系统后，双击桌面上控制软件的快捷图标，启动控制软件。

6. 参数设置　设置系统参数、设置实验室和操作员信息、设置定标液信息、设置质控液信息、设置检测项目、设置试剂信息、设置打印信息。

7. 定标　改变试剂盒批号、更改测试参数、更换光源灯及其他原因导致测定条件改变时，需重新定标。

8. 质控检测　申请质控后，在标本盘上设定的位置放置相应的质控液。点击"质控"→"实时质控"/"日内质控"/"日间质控"，查看质控结果。

9. 样品检测　点击"标本申请"→申请样本测试。

10. 结果审核　如果结果存在可疑，需要复查，直至审核结果通过。

11. 结果报告　点击"历史结果"或"当前结果"，选中测试，点击"打印"按钮，打印结果报告。

全自动生化分析仪检验操作流程见图 6-5。

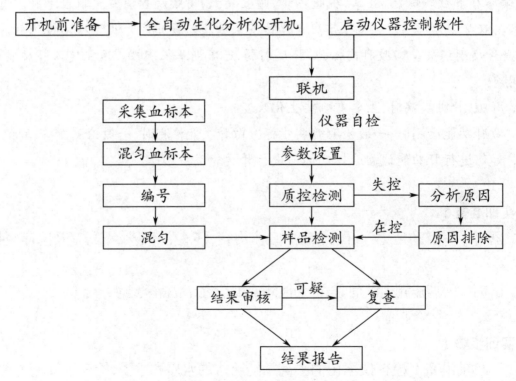

图 6-5　全自动生化分析仪检验操作流程

【注意事项】

1. 及时记录审核过程发现的差错、原因与纠正措施。

2. 审核同时应对当天的结果做回顾性分析,避免出现系统误差。

3. 注意仪器的维护与保养。

4. 自动生化分析仪常见故障处理。

（1）堵孔:①血液标本分离不彻底;②血清表面微小血球颗粒等漂浮物被吸入;③蒸馏水中杂质沉积导致冲洗过程中加样针堵塞。

处理办法:小心用棉签拭去纤维蛋白黏附物或用细钢丝从样本针的下端穿入进行排堵处理至通畅。此法不宜常用,以防样品针内壁被破坏。也可以调出系统维护界面,用样本注射器吸取 84 消毒液或次氯酸钠液 45μl 浸泡样本针管道 20 分钟,然后用蒸馏水反复多次冲洗,即可将阻塞物排除。

（2）卡杯:发生在仪器运行中,仪器突然自动停止并且有报警提示。

处理办法:直接购置原仪器厂家反应杯,在送料仓内放入反应杯前检出劣质、断裂样品杯。

（3）不吸样:启动吸样开关后,样本针不吸取样本,或样本针仅做摆动动作。

处理办法:检查吸样开关是否有信号产生,调整吸样开关中顶珠的位置;检查泵管是否有泄漏或老化,更换泵管;打开机器顶盖,拆下流动比色池,用耐酸碱、无色粘合剂进行粘接,重新安装好流动比色池。

（4）测量结果异常:生化分析仪在开机运行一段时间后,对正常标本检测过程中出现连续测量结果异常,大大降低了仪器的精密度和分析结果的可信性。

处理办法:①清洗;②标准管测试;③灯泡更换;④检查热敏电阻。

【填写检验报告单】

×× 医院检验报告单

住院号_____　门诊号_____

病室床号_____　科别_____

患者姓名_____

性别_____　年龄_____

临床诊断_____

检查目的_____

标本_____

送检日期_____

送检医师_____

检验者_____　复核者_____　报告日期_____

实训日期_____　成绩_____　批阅教师_____

【考核要求及评分标准】

序号	项目	考核内容	分值	扣分标准	扣分	得分
1	准备工作	穿白大衣着装整齐 开机前准备 仪器状态检查 校准品和质控品的准备	16	未穿白大衣	1	
				着装不整洁,酌情扣分	1	
				未检测水质、水量是否合格、废液桶是否清空	5	
				未检查光源、比色杯的光电检查结果	5	
				校准品未平衡至室温扣2分 质控品未平衡至室温扣2分	4	
2	标本接收与处理	核对申请单与标本信息 检查血清外观	10	未核对申请单与标本信息	5	
				未能正确判断溶血、脂血、黄疸标本	5	
3	分析测定	定标选择与确认 质控选择与确认 标本项目选择 标本测定 仪器的清洗保养	25	未正确选择定标	5	
				未正确选择质控	5	
				未正确选择标本项目	5	
				未正确执行标本测定程序	5	
				测定结束后未执行仪器的清洗保养程序	5	
4	结果及报告	分析室内质控结果 失控结果的处理 结果报告 结果分析	30	未能正确解释已选定的质控规则	10	
				对失控结果不能做回顾性分析	5	
				未能正确报告结果及单位	10	
				结果分析不准确酌情扣分	5	
5	清理工作	标本处理 器材还原 试剂还原 台面清洁 生物安全	19	标本未按要求处理	4	
				仪器及器材未还原	4	
				试剂未整理	4	
				台面未清洁	4	
				未洗手及生物安全意识差	3	
	合计		100		100	

考核日期_____ 成绩_____ 批阅教师_____

（欧陵斌）

项目五　电解质测定

案例导入

患者,男,72 岁。主述腰背部疼痛,四肢无力并时常有麻木感,行动不便,夜间经常抽筋,精神倦怠,食欲缺乏,记忆力减退,无服药史。X 线报告:盆骨具有粗糙小梁形成和骨密度减低的改变。骨扫描报告:多区域活性增加。医生建议进行血清电解质的检查。

问题:

1. K^+、Na^+、Cl^-、Ca^{2+} 的生理功能。

2. K^+、Na^+、Cl^-、Ca^{2+} 在体内代谢及特点。

【实训准备】

1. 器材　电解质分析仪、离心机、水浴箱、加样枪、吸头、记号笔及医疗废物桶、打印纸等。

2. 试剂　高、低浓度斜率液、质控液、电极活化液、电极去蛋白液、纯水。

3. 标本　空腹静脉血。

【实训步骤】

1. 开机前准备　检查定标液试剂量,检查废液桶是否清空。

2. 仪器状态检查　活化电极和去蛋白,判断离子选择电极(ISE)是否到期。

3 标本处理　申请单与标本信息核对,分离血清,检查血清性状并记录。

4. 电解质分析仪开机　仪器开机进入系统自检,检测各主要部件的功能是否正常,如仪器主板、打印机、液路检测(由液检器完成)、分配阀及阀检器等。

5. 活化电极程序　进入活化电极程序,把握活化时间,以提高电极的使用寿命,确保电极稳定性。时间为 30 分钟倒计时,可按 "NO" 键直接退出活化电极程序。

6. 系统定标　进入主菜单,首先进行系统定标,可自动进行选择基点与斜率定标。

7. 质控检测　选择质控分析,经 5 次以上的质控测试后,可自动生成、打印质控报告,计算出所做质控次数的平均值、标准偏差、变异系数。

8. 样品检测　确保进样及测量准确。

9. 结果审核　如果结果可疑,需要复查,直至审核结果通过。

10. 结果报告　点击 "历史结果" 或 "当前结果",选中测试,点击 "打印" 按钮,打印结果报告。

11. 维护保养　可 24 小时待机,在待机状态能自动保养,有自动正反冲洗功能,杜绝交叉污染和管路堵塞。

电解质分析仪检验操作流程见图 6-6。

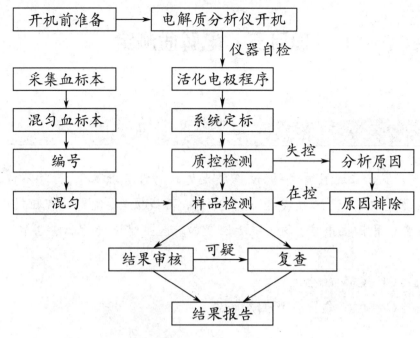

图 6-6　电解质分析仪检验操作流程

【注意事项】

1. 判断 ISE 电极是否到期,是否应该更换的标准有两个:①电极斜率很低,一般认为低于 30 的响应不能满足临床;②电极测试不稳定。只要满足以上一个条件或者两个条件,再加上使用时间的综合判断,就可以断定电极是否需要更换。

2. 每个工作日后,必须清洗电极和管道,以防蛋白质沉积。同时定期用含有蛋白水解酶的去蛋白液浸泡管道,并对仪器进行定期的维护保养。

3. 电解质分析仪一般不要关机,24 小时进行操作,使用寿命会更长。

【填写检验报告单】

×× 医院检验报告单

住院号_____　门诊号_____

病室床号_____　科别_____

患者姓名_____

性别_____　年龄_____

临床诊断_____

检查目的_____

标本_____

送检日期_____

送检医师_____

检验者_____　复核者_____　报告日期_____

实训日期_____　成绩_____　批阅教师_____

【考核要求及评分标准】

序号	项目	考核内容	分值	扣分标准	扣分	得分
1	准备工作	穿白大衣着装整齐开机前准备仪器状态检查	15	未穿白大衣	1	
				着装不整洁	1	
				未检查定标液试剂量,未检查废液桶是否清空	4	
				未进行仪器开机清洗扣3分,电极未活化扣3分,未将电极去蛋白处理扣3分	9	
2	标本接收与处理	核对申请单与标本信息检查血清外观	10	未核对申请单与标本信息	5	
				未能正确判断脂血、溶血、黄疸标本	5	
3	分析测定	定标选择与确认质控选择与确认标本项目选择标本测定仪器的清洗保养	25	未正确选择定标	5	
				未正确选择质控	5	
				未正确选择标本项目	5	
				未正确执行标本测定程序	5	
				测定结束后未执行仪器的清洗保养程序	5	
4	结果及报告	分析质控结果失控结果的处理结果报告结果分析	30	未能正确解释已选定质控规则	10	
				对失控结果不能做回顾性分析	5	
				未能正确报告结果及单位	10	
				结果分析不准确酌情扣分	5	
5	清理工作	标本处理器材还原试剂还原台面清洁生物安全	20	标本未按要求处理	4	
				仪器及器材未还原	4	
				试剂未整理	4	
				台面未清洁	4	
				未洗手及生物安全意识差	4	
	合计		100		100	

考核日期_____ 成绩_____ 批阅教师_____

（欧陵斌）

项目六　血气分析

患者,男,32 岁。糖尿病昏迷 4 小时,尿糖(3+),酮体(+),血糖 22mmol/L。医生建议做血气分析。

问题:

血气分析的主要指标有哪些?

【实训准备】

1. 器材　血气分析仪、打印纸、记号笔及医疗废物桶等。

2. 试剂　定标液、质控液、试剂包、去蛋白液。

3. 标本　肝素抗凝新鲜动脉血标本。

【实训步骤】

1. 开机前准备　检查废液桶、液体管打印机、仪器自我检测系统硬件工作是否正常。

2. 仪器状态检查　待仪器预热到 37℃ 0.5~1 小时后方可检测。

3. 标本处理　申请单与标本信息核对,采集完成后注意隔绝空气,及时送检。

4. 血气分析仪开机　仪器开机进入系统自检,自检通过后进入待机状态。

5. 仪器定标　检测前首先由仪器自动完成仪器的定标,标定用的液体或气体浓度必须准确,定标数据必须稳定,以保证测定结果的可靠性。

6. 质控检测　定标通过后,仪器分析标本前对控制物按质控操作程序进行质控。

7. 分析测试　测试前再次混匀血液标本,选择标本类型为动脉血,拔掉注射器密封塞头,对准仪器采样针进样,输入患者姓名、体温等参数,仪器自动检测。

8. 结果审核　如果结果存在可疑,需要复查,直至审核结果通过。

9. 结果报告　点击"历史结果"或"当前结果",选中测试,点击"打印"按钮,打印结果报告。

血气分析仪检验操作流程见图 6-7。

【注意事项】

1. 进样探针一定要全部插入注射器里面,这样可以避免吸到空气。

2. 吸入血标本之后,要把进样针擦拭干净。

3. 吸样完成后,要及时地将患者的参数输入到仪器系统里面。

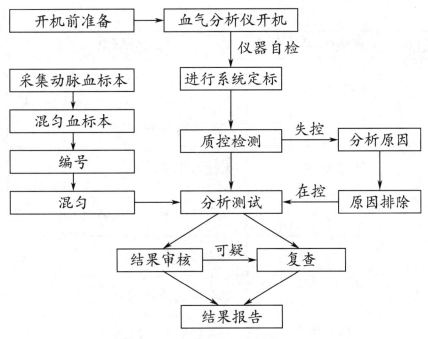

图 6-7　血气分析仪检验操作流程

【填写检验报告单】

× × 医院检验报告单

住院号_____　门诊号_____

病室床号_____　科别_____

患者姓名_____

性别_____　年龄_____

临床诊断_____

检查目的_____

标本_____

送检日期_____

送检医师_____

检验者_____　复核者_____　报告日期_____

实训日期_____　成绩_____　批阅教师_____

【考核要求及评分标准】

序号	项目	考核内容	分值	扣分标准	扣分	得分
1	准备工作	穿白大衣着装整齐开机前准备	15	未穿白大衣	1	
				着装不整洁,酌情扣分	1	
				未待仪器预热扣2分,未检查所需试剂量扣2分	4	

序号	项目	考核内容	分值	扣分标准	扣分	得分
1	准备工作	仪器状态检查	15	未检查气体的压力及容量扣3分，未准备好质控品扣3分，未清空废液桶扣3分	9	
2	标本接收与处理	核对申请单	10	未核对申请单	5	
		核对标本		血气标本未与空气隔绝	5	
3	分析测定	仪器定标与质控 观察标本 混匀血液标本 输入患者信息 标本测定	25	未进行仪器校准	4	
				未正确选择质控	4	
				未观察标本的性状	4	
				测试前未再次混匀标本	3	
				未输入患者姓名、体温、血红蛋白含量等参数	5	
				进样探针吸入了空气	5	
4	结果及报告	分析质控结果 失控结果处理 结果报告 结果分析	30	未分析质控结果	10	
				失控未处理	5	
				未能正确报告结果及单位	10	
				未结合临床资料做出有效审核	5	
5	清理工作	标本处理 器材还原 试剂还原 台面清洁 生物安全	20	标本未按要求处理	4	
				仪器及器材未还原	4	
				试剂未整理	4	
				台面未清洁	4	
				未洗手及生物安全意识差	4	
	合计		100		100	

考核日期_____ 成绩_____ 批阅教师_____

　　掌握临床生物化学检验中自动分析仪的操作是做好医学检验工作的重要基础,是顺利完成生物化学检验工作的技术保障。血糖测定、血清总蛋白测定、血清谷丙转氨酶测定、肝肾功能检验、电解质检验及血气分析是生物化学检验中的常规检测项目,掌握仪器的操作方法、影响因素和有关注意事项,了解测定结果的临床意义,可为临床生物化学检验工作打下坚实的基础。

　　在本模块中,要求能正确操作自动生化分析仪、电解质分析仪、血气分析仪,能进行生物化学检验中常规项目的检测,具备生物安全意识和仪器的维护保养习惯。

(欧陵斌)

思考题

1. 简述血糖测定(GOD-POD 法)的原理,正常参考区间及临床意义。
2. 双缩脲法测定血清总蛋白的原理是什么?
3. 何谓标准曲线? 何谓标准曲线中的线性范围? 标准曲线绘制有哪些要求?
4. 简述自动化分析仪交叉污染的来源和抗交叉污染的措施。
5. 简述液体双试剂相比液体单试剂的优点。
6. 简述自动生化分析仪性能指标。
7. 临床生化自动分析方法有哪些?

模块七 | 临床免疫学检验

模块七 数字资源

项目一 风湿四项测定

 任务一 抗链球菌溶血素 O 测定

案例导入

患者,女,42 岁。1 个月前无明显诱因出现晨僵,1 小时左右恢复,无其他不适症状,未予以特殊治疗。3 天前因天气变化,患者感晨僵加重伴四肢肢端疼痛,为求进一步治疗就诊。门诊查体:四肢肢端活动受限,关节压痛。根据上述情况,临床医生初步诊断为类风湿关节炎。临床医生申请做"风湿四项检测"以明确诊断。

问题:

1. 风湿四项检测是指哪四项?

2. 胶乳凝集试验的检测原理是什么?

【实训准备】

1. 器材　离心机、试管架、加样枪、吸头、黑格反应板、记号笔、搅拌棒和废物桶等。

2. 试剂　抗链球菌溶血素O（ASO）试剂盒。

3. 标本　静脉全血。

【实训步骤】

1. 标本采集　采集静脉全血，3 000r/min离心10分钟，分离血清。

2. 反应板编号　在黑格反应板上取3个格，并编号。

3. 标本加样　加样枪分别加待测血清20μl、阳性血清和阴性血清各1滴。

4. 试剂加样　每个反应格加入ASO胶乳试剂1滴。

5. 混匀反应　在黑格反应板上用搅拌棒充分混匀，轻轻摇动使其充分反应。

6. 结果判断　2分钟后观察结果。观察阴性和阳性对照，阳性对照格应出现凝集的胶乳颗粒，阴性对照格无凝集，保持均匀乳胶状；再观察待测血清，判断结果。

胶乳凝集法ASO检测操作流程见图7-1。

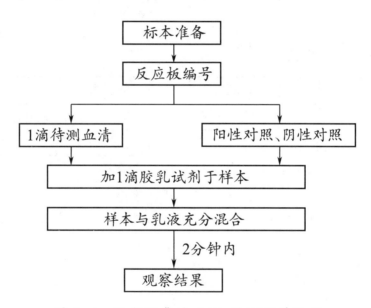

图7-1　胶乳凝集法ASO检测操作流程

【注意事项】

1. 准备　胶乳试剂在每次使用前预置30分钟达室温，并轻轻摇匀。

2. 试剂　胶乳试剂置于4℃保存，不得冰冻。

3. 操作　测试时阴性和阳性对照血清、胶乳试剂保证液滴大小一致，血清与胶乳试剂应充分混匀。

4. 报告　胶乳凝集试验应在黑色背景下观察结果。如阴性和阳性对照结果出现异常，则结果无效。

5. 废物处理　废弃血液标本等需消毒后处理。一次性试管、一次性手套、搅拌棒等须丢入医疗废物桶中，并集中销毁。

【填写检验报告单】

××医院检验申请报告单

住院号_____ 门诊号_____

病室床号_____ 科别_____

患者姓名_____

性别_____ 年龄_____

临床诊断_____

检查目的_____

标本_____

送检日期_____

送检医师_____

检验者_____ 复核者_____ 报告日期_____

实训日期_____ 成绩_____ 批阅教师_____

【考核要点及评分标准】

序号	项目	考核内容	分值	扣分标准	扣分	得分
1	准备工作	个人防护 试剂选择 仪器准备 耗材准备 用品摆放	15	仪容、着装不整齐,个人未防护	2	
				试剂、试剂盒选择不正确	4	
				仪器设备未准备	2	
				实验耗材未准备	3	
				实验台用品摆放不齐	4	
2	标本准备	标本准备 标本离心 标本编号 对照编号	15	标本未准备	4	
				离心分离不规范	4	
				未正确安排编写标本检测号	4	
				未正确安排对照	3	
3	实验操作	标本核对 标本加样 试剂加样 试剂混匀	35	待测血清加样错误	6	
				对照加样错误	8	
				试剂加样错误	6	
				混匀错误	5	
				未掌握操作注意事项	6	
				无生物安全观念	4	
4	结果报告	结果读取 实验报告	25	结果测定、读取及记录不规范	9	
				结果报告错误	6	
				结果分析错误	10	

序号	项目	考核内容	分值	扣分标准	扣分	得分
5	清理工作	试剂检查 台面清洁 器具还原 污物处理	10	使用试剂未检查	2	
				台面未处理和清洁	2	
				仪器的使用未登记	2	
				用过的一次性物品未放入废物桶	2	
				标本及试管等污染物未处理	2	
合计			100		100	

考核日期_____ 成绩_____ 批阅教师_____

（刘琳琳）

任务二 C 反应蛋白测定

【实训准备】

1. 器材 全自动／半自动生化分析仪、离心机、试管架、加样枪、吸头、记号笔和废物桶等。

2. 试剂 C 反应蛋白（CRP）试剂盒，其中 R_1 为磷酸盐缓冲液，R_2 为 CRP 抗体胶乳结合物。

3. 标本 静脉全血。

【实训步骤】

1. 标本采集 检查待测标本与检验申请单是否对应，是否符合检测要求。采集静脉全血，3 000r/min 离心 10 分钟，分离血清。

2. 标本编号 分别对标本、质控品、标准品和空白管编号。

3. 标本加样 加样操作见表 7-1。

表 7-1 CRP 测定加样操作

加入物	测定管	标准管	质控管	空白管
待测血清 /μl	2	—	—	—
标准液 /μl	—	2	—	—
质控血清 /μl	—	—	2	—
生理盐水 /μl	—	—	—	2
试剂 R_1/μl	280	280	280	280
试剂 R_2/μl	70	70	70	70

注：混匀，37℃温育 2~5 分钟后加入 R_2。

4. 比色　用分光光度计进行比色,选择波长600nm,空白管调零,分别读取光度(A)值。37℃温育100秒后,读取吸光值 A_1,300秒后,读取吸光度 A_2,$\Delta A = (A_2 - A_1) \times$ 体积矫正因素。

5. 结果计算　CRP(mg/L)= 测定 ΔA/ 标准 $\Delta A \times$ 标准浓度。

免疫比浊法检测 CRP 操作流程见图7-2。

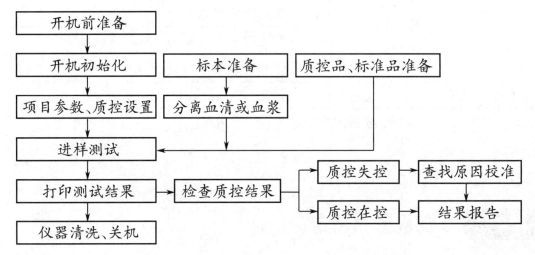

图7-2　免疫比浊法检测 CRP 操作流程

【注意事项】

1. 准备　采集标本后,立即测定,如果需长时间保存,需放置于 −20℃。

2. 试剂　如样品浑浊或含有微粒会影响检测结果,在检测前需要离心分离去除不完全凝固或蛋白质变性所造成的微粒。

3. 废物处理　废弃血液标本需消毒后处理。一次性吸头、一次性手套、试管等须丢入医疗废物桶中,并集中销毁。

【填写检验报告单】

× × 医院检验申请报告单

住院号_____　门诊号_____

病室床号_____　科别_____

患者姓名_____

性别_____　年龄_____

临床诊断_____

检查目的_____

标本_____

送检日期_____

送检医师_____

　　　　　　检验者_____　复核者_____　报告日期_____

　　　　实训日期_____　成绩_____　批阅教师_____

【考核要点及评分标准】

序号	项目	考核内容	分值	扣分标准	扣分	得分
1	准备工作	个人防护 试剂选择 仪器准备 耗材准备 用品摆放	20	仪容、着装不整齐，个人未防护	2	
				试剂、试剂盒选择不正确	4	
				仪器设备未准备	6	
				实验耗材未准备	4	
				实验台用品摆放不齐	4	
2	标本准备	标本准备 标本离心 标本编号 质控品、 标准品编 号	15	标本未准备	4	
				离心分离不规范	4	
				未正确安排编写标本检测号	4	
				未正确安排质控品及标准品	3	
3	实验操作	仪器开机 程序定标 标本进样 仪器清洗	35	分析仪准备、开机操作不当	4	
				系统设置参数不当	10	
				分析仪定标不当	6	
				分析仪进样不当	5	
				仪器保养、关机不当	6	
				无生物安全观念	4	
4	结果报告	结果读取 实验报告	20	结果测定、读取及记录不规范	4	
				结果报告错误	6	
				结果分析错误	10	
5	清理工作	试剂检查 台面清洁 器具还原 污物处理	10	使用试剂未检查	2	
				操作完成后台面未处理和清洁	2	
				仪器的使用未登记	2	
				用过的一次性物品未放入废物桶	2	
				标本及试管等污染物未处理	2	
	合计		100		100	

考核日期_____ 成绩_____ 批阅教师_____

（刘琳琳）

项目二 感染性疾病的免疫学检测

 任务一 乙型肝炎病毒免疫标志物检测

 案例导入

患者,男,28 岁。近 2 个月自感乏力,精神不佳,食欲缺乏。3 天前发现巩膜黄染,恶心,厌油腻较前加重,伴左侧头痛,无皮肤瘙痒,无发热、小便颜色加深,来院就诊。查体:肝区压痛,巩膜黄染;查血常规、尿常规、肝功能。血常规结果正常;尿常规:胆红素(+),其余正常;肝功能:ALT 158U/L,AST 141U/L,总胆红素 45.3μmol/L,直接胆红素 22μmol/L,间接胆红素 34.7μmol/L。医生建议进行乙型肝炎五项检查。

问题:

1. 乙型肝炎五项检查有哪些项目?

2. 乙型肝炎五项检查的检测原理是什么?

3. 乙型肝炎五项检查的临床意义是什么?

知识链接

感染性疾病的诊断

感染性疾病的诊断包括两个层面:第一个层面是感染性疾病的临床诊断,如血沉(ESR)、C 反应蛋白(CRP)、降钙素原(PCT)和血清淀粉样蛋白 A(SAA)等;第二个层面是感染性疾病的病原学诊断,如病原体的检测、核酸检测等。感染性疾病的免疫学检验主要是针对病原体及其致病过程中的相关因素,采用多种免疫学原理进行设计。临床上最为常用的是病原体抗原检测和宿主血清抗体检测,方法包括凝集反应、沉淀反应、免疫扩散、免疫印迹、免疫电泳、标记免疫技术、免疫荧光技术及流式细胞检测技术等。

【实训准备】

1. 器材 加样枪、离心机、酶标仪、吸水纸、温箱和振荡器等。

2. 试剂 乙型肝炎五项检测试剂盒、生理盐水等。

3. 标本 静脉全血。

【实训步骤】

1. 标本准备 采集静脉全血,3 000r/min 离心 10 分钟,分离血清备用。

2. 乙型肝炎表面抗原（HBsAg）检测

（1）实验准备：试剂盒，室温下平衡30分钟，浓缩洗涤剂1∶20稀释。

（2）加待测标本：微孔条固定于支架，按序编号。设阳性对照、阴性对照各2孔，空白对照1孔。除空白孔外各加入100μl待测血清，震荡混匀，封板，于37℃孵育60分钟。

（3）加酶结合物：除空白对照孔外，每孔加入酶结合物50μl，振荡混匀，封板，于37℃孵育30分钟。

（4）洗涤：弃去各孔液体，洗涤液注满各孔，静置30秒，甩干，重复5次后在吸水纸上拍干。

（5）显色：每孔先加显色剂A 50μl，再加显色剂B 50μl，充分混匀，封板，置于37℃温箱10分钟。

HBsAg检测操作流程见图7-3。

3. 乙型肝炎表面抗体（HBsAb）检测

（1）实验准备：试剂盒，室温下平衡30分钟，浓缩洗涤剂1∶20稀释。

（2）加待测标本：微孔条固定于支架上，按序编号。HBsAb孔中加入50μl待测血清，HBsAb孔中加入50μl 1∶30稀释待测血清，阳性对照2孔，阴性对照2孔，每孔各加待测血清50μl。空白对照1孔，震荡混匀。

（3）加酶结合物：空白对照孔除外，每孔加入酶结合物50μl，振荡混匀，封板，于37℃孵育30分钟。

（4）洗涤：弃去各孔液体，洗涤液注满各孔，静置30秒，甩干，重复5次后吸水纸上拍干。

（5）显色：每孔先加显色剂A 50μl，再加显色剂B 50μl，充分混匀，封板，置于37℃温箱10分钟。

（6）观察结果：终止反应，混匀观察。

HBsAb检测操作流程见图7-4。乙型肝炎e抗原（HBeAg）、乙型肝炎e抗体（HBeAb）和乙型肝炎核心抗体（HBcAb）检测方法与HBsAb基本相同。

4. 结果报告

（1）HBsAg、HBsAb、HBeAg蓝色为阳性，无色为阴性，分别以"+""−"表示。

（2）HBeAb、HBcAb无色为阳性，红色为阴性，分别以"+""−"表示。

【注意事项】

1. 准备　试剂置于4℃保存，不得冰冻，使用前预置30分钟达室温。标本中如含有叠氮化钠会影响实验结果。严重溶血的标本、没完全收缩的血清标本或有微生物污染的标本可能会引起错误结果。

2. 操作　试剂使用前摇匀，并弃去1~2滴后垂直滴加。

3. 报告　结果判定必须在反应终止后10分钟内完成。

4. 废物处理　本试剂盒应视为有传染性物质，按《实验室生物安全通用要求》（GB19489-2008）和《医疗卫生结构医疗废弃物管理办法》（国卫医函〔2021〕238号）处理。

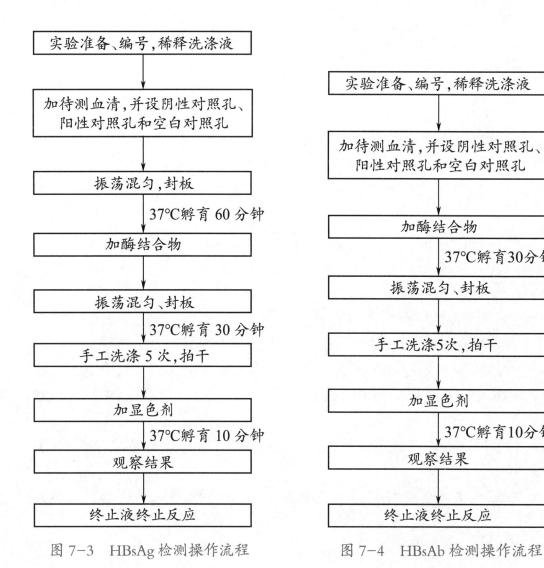

图 7-3　HBsAg 检测操作流程　　　　　图 7-4　HBsAb 检测操作流程

【填写检验报告单】

××医院检验申请报告单

住院号＿＿＿＿＿＿　门诊号＿＿＿＿＿

病室床号＿＿＿＿＿　科别＿＿＿＿＿＿

患者姓名＿＿＿＿＿＿＿＿＿＿＿＿＿＿

性别＿＿＿＿＿＿　年龄＿＿＿＿＿＿

临床诊断＿＿＿＿＿＿＿＿＿＿＿＿＿

检查目的＿＿＿＿＿＿＿＿＿＿＿＿＿

标本＿＿＿＿＿＿＿＿＿＿＿＿＿＿＿

送检日期＿＿＿＿＿＿＿＿＿＿＿＿＿

送检医师＿＿＿＿＿＿＿＿＿＿＿＿＿

　　　　　　　　检验者＿＿＿＿＿＿　复核者＿＿＿＿＿＿　报告日期＿＿＿＿＿＿

　　　　　　实训日期＿＿＿＿＿＿　成绩＿＿＿＿＿＿　批阅教师＿＿＿＿＿＿

【考核要点及评分标准】

序号	项目	考核内容	分值	扣分标准	扣分	得分
1	准备工作	个人防护 试剂选择 仪器准备 耗材准备 用品摆放	20	仪容、着装不整齐,个人未防护	2	
				试剂、试剂盒选择不正确	4	
				仪器设备未准备	6	
				实验耗材未准备	4	
				实验台用品摆放不齐	4	
2	加样孵育	加样 混匀 孵育	15	稀释不当	3	
				加样不当	3	
				未充分混匀	3	
				孵育时间不当	2	
				孵育温度不当	2	
				孵育时未密封反应板	2	
3	洗涤加样	洗涤 拍干 加样 孵育 洗涤 加样 观察结果 报告	35	洗涤次数少	4	
				未拍干	2	
				加样不正确	6	
				加酶结合物量不准确	5	
				未振荡	6	
				孵育时间不当	4	
				孵育温度不当	2	
				孵育时未密封反应板	2	
				未充分洗涤	2	
				显色剂滴加量不准确	2	
4	结果报告	结果读取 实验报告	20	结果测定、读取及记录不规范	4	
				结果报告错误	6	
				结果分析错误	10	

序号	项目	考核内容	分值	扣分标准	扣分	得分
5	清理工作	试剂检查 台面清洁 器具还原 污物处理	10	使用试剂未检查	2	
				操作完成后台面未处理和清洁	2	
				仪器的使用未登记	2	
				用过的一次性物品未放入废物桶	2	
				标本及试管等污染物未处理	2	
合计			100		100	

考核日期_____ 成绩_____ 批阅教师_____

（刘琳琳）

任务二 人类免疫缺陷病毒抗体检测

 案例导入

患者，男，45岁。发热，伴畏寒、食欲欠佳，最高体温达39℃收住院。血常规：WBC 3.91×10^9/L，RBC 3.11×10^{12}/L，HGB 85g/L。查体：精神差，中毒贫血貌，消瘦，全身消耗体质，口腔呈鹅口疮；双肺呼吸音清，未闻及干、湿性啰音；心率100次/min，体重较发病前减轻10kg。医生建议检查人类免疫缺陷病毒（HIV1/2）抗体。

问题：

HIV抗体免疫学检验方法是怎么样的？

【实训准备】

1. 器材　试管、试管架、塑料吸管等。

2. 试剂　人类免疫缺陷病毒（HIV1/2）抗体诊断层析条（胶体金法）。

3. 标本　静脉全血。

【实训步骤】

1. 实验准备　采集静脉全血，3 000r/min离心10分钟，分离血清。将人类免疫缺陷病毒（HIV1/2）抗体诊断层析条水平放置于实验台备用。

2. 标本加样　塑料吸管吸2~3滴血清标本（70~100μl）加入标本孔中。

3. 结果判断　15~30分钟内观察结果。

（1）阳性：出现2条或3条红线均为阳性反应。

146

（2）阴性：仅出现质控线1条红线，则实验结果为阴性。

（3）无效：如无红线（或只有反应线）出现，表明实验无效，须重新检测。

人类免疫缺陷病毒（HIV1/2）型抗体胶体金法检测操作见图7-5。

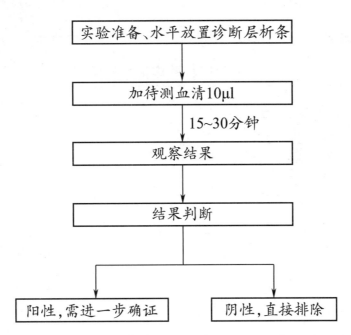

图7-5　人类免疫缺陷病毒（HIV1/2）抗体胶体金法检测操作流程

【注意事项】

1. 准备　不可用 EDTA 抗凝的全血血浆。

2. 试剂　试剂盒室温下保存即可。

3. 操作　人类免疫缺陷病毒（HIV1/2）诊断层析条应水平放置于实验台。

4. 报告　对于筛选阳性标本，应取样进行 ELISA 复试，复试阳性者应按照最新版本的《全国艾滋病检测技术规范》送艾滋病确证实验室进行确证试验。

5. 废物处理　本试剂盒应视为有传染性物质，按《全国艾滋病检测技术规范》处理。

 知识链接

HIV 抗体确认试验

HIV 抗体初筛试验检测阳性者需做确认试验。确认试验首选方法为免疫印迹法（Western blotting）。基本步骤为先将 HIV 蛋白抗原裂解，通过 SDS-PAGE 按其分子量大小将各抗原组分分离，再转移至硝酸纤维素膜上。将割成膜条的硝酸纤维素薄膜与待检样品充分反应，如样品中含有 HIV 抗体，则与膜条上的抗原结合，加入酶标抗人 IgG 抗体，温育洗涤后，经底物显色反应，形成肉眼可见的不同区带。

结果判定依据：①HIV 抗体阳性，至少有两条膜带（gp41/gp120/gp160）或至少一条膜带与 p24 带同时出现；②HIV 抗体阴性，无 HIV 抗体特异性条带的出现；③HIV 抗体可疑，出现 HIV 特异性条带，但带型不足以确认阳性者。

【填写检验报告单】

×× 医院检验申请报告单

住院号_____ 门诊号_____

病室床号_____ 科别_____

患者姓名_____

性别_____ 年龄_____

临床诊断_____

检查目的_____

标本_____

送检日期_____

送检医师_____

检验者_____ 复核者_____ 报告日期_____

实训日期_____ 成绩_____ 批阅教师_____

【考核要点及评分标准】

序号	考核项目	考核内容	分值	扣分标准	扣分	得分
1	准备工作	个人防护 试剂选择 耗材准备 用品摆放	20	仪容、着装不整齐，个人未防护	5	
				试剂、试剂盒选择不正确	5	
				实验耗材未准备	5	
				实验台用品摆放不齐	5	
2	加样检测	加样 检测	40	加样不当	10	
				反应时间不当	10	
				诊断层析条放置不当	10	
				结果读取不当	10	
3	结果报告	结果读取 实验报告	20	结果测定、读取及记录不规范	5	
				结果报告错误	5	
				结果分析错误	10	

序号	考核项目	考核内容	分值	扣分标准	扣分	得分
4	清理工作	试剂检查 台面清洁 污物处理	20	使用试剂未检查	5	
				操作完成后台面未处理和清洁	5	
				用过的一次性物品未放入废物桶	5	
				标本及试管等污染物未处理	5	
合计			100		100	

考核日期_____ 成绩_____ 批阅教师_____

（刘琳琳）

 任务三 梅毒螺旋体检测

案例导入

患者，男，35岁。近1周以来，躯干、四肢发生不痛不痒的红色皮疹就诊。2个月前，生殖器有过无痛性溃疡，溃疡未经治疗，1个月后自愈。查体：胸、背、腹、臀及四肢泛发红斑及红色斑丘疹，其表面有少许皮屑，皮疹排列无规律。手掌、足底处见有硬结性脓丘疹，其边缘有鳞屑，颈、腋等处淋巴结肿大，外生殖器检查未见皮损。患者常出入于娱乐场所，发病前数月有过多次不洁净性行为。

问题：

医生可通过哪些实验室检查来辅助诊断？

【实训准备】

1. 器材　水平旋转仪、0~200μl加样枪。
2. 试剂　梅毒螺旋体检测试剂盒、生理盐水。
3. 标本　静脉全血。

【实训步骤】

1. 实验准备　采集静脉全血，以3 000r/min离心10分钟，分离血清。试剂及待检血清置于室温下平衡10分钟。

2. 定性试验

（1）标本编号：在反应纸卡上编注标本号、阴性对照、阳性对照位置。

（2）标本加样：50μl待检血清、阴性对照、阳性对照均匀铺于卡纸圆圈中。

（3）试剂加样：专用滴管及针头垂直滴加 TRUST 试剂 1 滴于圈内血清中。

（4）结果观察：用水平旋转仪,设置 100r/min,振荡 8 分钟,肉眼观察结果。

（5）结果判断

1）阳性反应：如可见红色凝集物为阳性反应。

2）阴性反应：如见红色均匀分布的沉淀物而无凝集物,则为阴性反应。

3. 定量试验

（1）标本编号：反应卡纸上编注标本号、稀释倍比数、阴阳性对照位置。

（2）样品稀释：倍比稀释样品。

（3）结果观察：用水平旋转仪,设置 100r/min,振荡 8 分钟,肉眼观察结果。

（4）结果判断：将待测血清用生理盐水作倍比稀释,按上述定性方法进行试验,以呈现明显凝集反应的最高稀释倍数作为该血清的凝集效价。

梅毒甲苯胺红（TRUST）不加热血清试验操作流程见图 7-6。

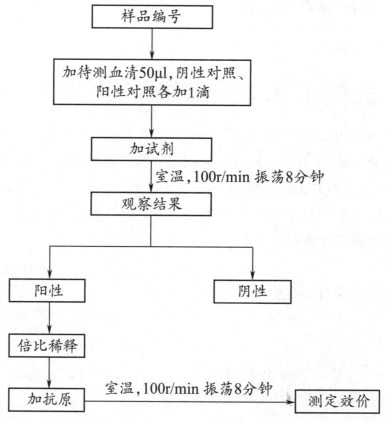

图 7-6　梅毒甲苯胺红不加热血清试验操作流程

【注意事项】

1. 准备　采集样品后,立即测定,如果需长时间保存,于 −20℃ 以下冷冻保存。

2. 试剂　TRUST 试剂使用前应充分摇匀。

3. 操作　测试时阴性对照血清和阳性对照血清、TRUST 试剂保证液滴大小一致,血清与 TRUST 试剂应充分混匀。

4. 结果　本试验系非特异性反应,需结合临床进行综合分析,必要时需做梅毒螺旋体特异性抗体检测。

5. 废物处理　本试剂盒应视为有传染性物质,按《实验室生物安全通用要求》(GB19489-2008)和《医疗卫生结构医疗废弃物管理办法》(国卫医函〔2021〕238号)处理。

【填写检验报告单】

×× 医院检验申请报告单

住院号_____　门诊号_____

病室床号_____　科别_____

患者姓名_____

性别_____　年龄_____

临床诊断_____

检查目的_____

标本_____

送检日期_____

送检医师_____

检验者_____　复核者_____　报告日期_____

实训日期_____　成绩_____　批阅教师_____

【考核要点及评分标准】

序号	项目	考核内容	分值	扣分标准	扣分	得分
1	准备工作	个人防护 着装整齐 器材准备 试剂准备 标本准备	5	仪容、着装不整齐,个人未防护	1	
				着装不整洁,酌情扣分	1	
				无准备器材或器材准备不全	1	
				无准备试剂或试剂准备不全	1	
				无准备标本或标本准备不正确	1	
2	加样	加样动作 更换枪头	20	操作不规范	5	
				未更换枪头	5	
				使用完毕加样枪未调至最大量程	10	
3	加试剂	滴加试剂	20	滴加试剂前未混匀	10	
				未垂直滴加	10	
4	结果分析	结果判断	40	判断不全或错误,酌情扣分	40	

序号	项目	考核内容	分值	扣分标准	扣分	得分
5	清理工作	标本处理 器具还原 试剂还原 台面清洁	15	标本未处理	5	
				器具未还原	2	
				试剂未整理	5	
				台面未清洁	3	
	合计		100		100	

考核日期_____ 成绩_____ 批阅教师_____

（刘琳琳）

任务四 结核分枝杆菌检测

案例导入

患者,女,28岁。无明显诱因出现咳嗽、咳痰,呈阵发性发作,多为白色黏痰,有时带黄脓痰,夜间及活动后症状明显,胸闷气短,体力下降,咳嗽及深呼吸时明显,午后发热,无畏寒、寒战。期间曾自服药物治疗,病情无好转,在社区卫生所就诊,以支气管炎进行服药治疗,病情反复,症状逐渐加重,今转诊至医院进一步诊治。精神稍差,食纳差,体重逐步减轻。体格检查: T 36.5℃,P 65 次/min,R 20 次/min,BP 110/72mmHg,发育正常,中等体型,意识清楚。结核菌素实验:红肿硬结大小 16~19mm。胸部 X 线片:双肺上叶弥漫性斑点状。血沉无异常,结核抗体阴性,抗酸杆菌阴性,医生建议进行 T-SPOT.TB 检测。

问题:

T-SPOT.TB 检测诊断结核分枝杆菌感染的原理是什么?

【实训准备】

1. 器材　显微镜、Ⅱ级生物安全柜、水平离心机、5%CO_2 培养箱和 ELISPOT 读板仪等。

2. 试剂　商品化结核感染 T 细胞检测试剂盒(免疫斑点法)。

3. 标本　静脉全血。

【实训步骤】

1. 样品采集　无菌注射器抽取足量的外周静脉血,分离外周血单个核细胞(PBMCs)。

2. PBMCs 收集与计数　T-SPOT.TB 实验要求每个标本检测需要 4 个检测孔,每孔含有 25 万个活细胞。

3. 培养板准备　每个测定标本需微孔培养板和 4 个检测孔(空白对照孔、检测孔 A

和检测孔 B、阳性对照孔)，从铝箔包装中取出测试所需的微孔板条，嵌入培养板架内恢复至室温。

4. 加样 空白对照孔加入 50μl 细胞培养液；检测孔 A 加入 50μl 抗原 A 溶液，检测孔 B 加入 50μl 抗原 B 溶液；阳性对照加入 50μl 阳性质控液；每个检测孔再加入 100μl 细胞溶液（含有 25 万个活细胞)。

5. 孵育 于 37℃ 5%CO_2 培养箱中孵育 16~20 小时后，PBS 缓冲液重复洗涤。

6. 加标记抗体 每个检测孔加入 50μl 标记抗体，于 2~8℃孵育 1 小时后，PBS 缓冲液充分洗涤。

7. 显色 每个检测孔加入 50μl 底物显色溶液，室温孵育 7 分钟。

8. 终止 蒸馏水或去离子水彻底洗涤培养板终止反应。

9. 观察结果 37℃温箱干燥培养板，计数每个检测孔内深蓝色清晰斑点。

10. 结果判定

（1）空白对照孔斑点数为 0~5 个，且检测孔 A 或检测 B 孔的斑点数 – 空白对照孔斑点数≥6；阳性对照孔斑点数为 6~10 个，且检测孔 A 或检测孔 B 孔的斑点数≥2× 空白对照孔斑点数，为 "有反应性"，表明标本中存在针对结核杆菌特异的效应 T 细胞。

（2）不符合上述结果且阳性对照孔正常时则检测结果为 "无反应性"，表明标本中可能不存在针对结核杆菌诱导的效应 T 细胞。

结核分枝杆菌 T-SPOT.TB 检测操作流程见图 7-7。

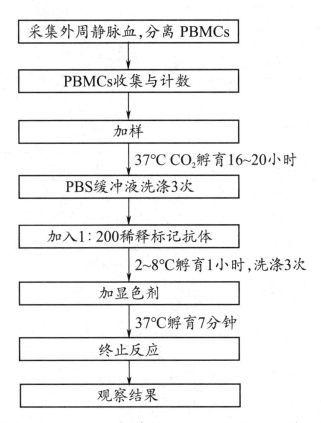

图 7-7 结核分枝杆菌 T-SPOT.TB 检测操作流程

【注意事项】

1. 准备　室温保存和运输血液标本(18~25℃),不能冷冻或冷藏,从采集到检测不超过4小时。

2. 试剂　未开瓶试剂保存在2~8℃环境下,在试剂盒标签的有效期内使用,开瓶有效期为8周。

3. 操作　注意无菌操作,避免试剂、检测孔、细胞悬液和细胞培养液有污染。

4. 废物处理　本试剂盒应视为有传染性物质,按《实验室生物安全通用要求》(GB19489-2008)和《医疗卫生结构医疗废弃物管理办法》(国卫医函〔2021〕238号)要求处理。

【填写检验报告单】

×× 医院检验申请报告单

住院号_____　门诊号_____

病室床号_____　科别_____

患者姓名_____

性别_____　年龄_____

临床诊断_____

检查目的_____

标本_____

送检日期_____

送检医师_____

　　　　　　检验者_____　复核者_____　报告日期_____

　　　　　　　　实训日期_____　成绩_____　批阅教师_____

【考核要点及评分标准】

序号	项目	考核内容	分值	扣分标准	扣分	得分
1	准备工作	个人防护 试剂选择 仪器准备 耗材准备 用品摆放	20	仪容、着装不整齐,个人未防护	4	
				试剂、试剂盒选择不正确	4	
				仪器设备未准备	4	
				实验耗材未准备	4	
				实验台用品摆放不齐	4	
2	加样孵育	加样 混匀 孵育	15	稀释不当	3	
				加样不当	3	
				未充分混匀	3	
				孵育时间不当	2	
				孵育温度不当	2	
				PBMCs分离错误	2	

序号	项目	考核内容	分值	扣分标准	扣分	得分
3	洗涤加样	洗涤 拍干 加样 孵育 洗涤 加样 观察结果	35	洗涤次数少	4	
				未拍干	2	
				加样不准确	6	
				加标记抗体量不准确	5	
				未振荡	6	
				孵育时间错误	4	
				孵育温度错误	2	
				显色时间错误	2	
				显色剂滴加量不准	2	
				结果观察不准确	2	
4	结果报告	结果读取 实验报告	20	结果测定、读取及记录不规范	4	
				结果报告错误	6	
				结果分析错误	10	
5	清理工作	试剂检查 台面清洁 器具还原 污物处理	10	使用试剂未检查	2	
				操作完成后台面未处理和清洁	2	
				仪器的使用未登记	2	
				用过的一次性物品未放入废物桶	2	
				标本及试管等污染物未处理	2	
合计			100		100	

考核日期_____ 成绩_____ 批阅教师_____

（刘琳琳）

项目三 肿瘤标志物检验

 案例导入

　　患者,女,62岁,全职家庭主妇,平日生活作息正常。半年前因时常感觉易疲累进行全身体检,其中肿瘤标志物(TM)五项中的癌胚抗原(CEA)12ng/ml较正常值高,子宫颈涂片检查、经胸腔 X 线检查、乳房超声波、腹部超声波、妇科超声波、胃镜及大肠镜检查等均未发现异常。3 个月后,患者再次抽血检验,CEA 65ng/ml,患者做全身 CT 检查,在右肺门发现直径 1cm 病灶,切片证实为非小细胞肺癌。

问题:

1. 肿瘤标志物是什么?

2. 临床常用的肿瘤标志物有哪些?

3. 肿瘤标志物的检验方法有哪些?

 知识链接

肿瘤标志物检验

肿瘤标志物是指在恶性肿瘤发生和增殖过程中,由肿瘤细胞的基因表达而合成分泌的或是由机体对肿瘤反应而异常产生或升高的,反映肿瘤存在和生长的一类物质,包括蛋白质、激素、同工酶、多胺及癌基因产物等。

肿瘤标志物的检测具有肿瘤的辅助诊断、鉴别诊断、疗效观察、复发检测和预后评价等临床价值。常用于辅助诊断肝癌、胃癌、肠癌、卵巢癌、前列腺癌等疾病,并能反映肿瘤的发生、发展,监测肿瘤对治疗的反应。

目前,临床肿瘤标志物检测常用的方法有发光免疫、放射免疫和酶免疫法,采用多肿瘤标志物联合检测,每个医院根据自身实际情况选择开展组合项目。常见的肿瘤标志物五项包括甲胎蛋白(AFP)、癌胚抗原(CEA)、糖类抗原(CA125、CA19-9、CA72-4)。

【实训准备】

1. **器材** 红色真空采血管、离心机和全自动电化学发光免疫分析仪等。

2. **试剂** 校准品、质控品、与仪器配套检测试剂和清洗液等。

3. **标本** 静脉全血。

【实训步骤】

1. **仪器准备** 检查仪器供水、排水、供电系统,开启仪器,登录操作软件,添加反应杯,检查试剂和清洗液。

2. **校准** 设置校准参数,选定校准项目,核对校准品数量和批号,将校准品放在仪器上,点击开始,待校准结束后,查看校准结果。

3. **质控** 设置质控参数,选定质控项目,核对质控品数量和批号,将质控品放在仪器上,点击开始,待质控结束后,查看质控结果,判断是否在控。

4. **样品准备** 采集静脉全血,以 3 000r/min 离心 5 分钟,拔盖,按编号逐一放在样品架上。

5. 样品检验　选择样品检测项目（AFP、CEA、CA19-9、CA125、CA72-4），将样品放在仪器上，点击开始，待检测结束，取出样品。

6. 审核结果　逐项审核结果是否正常，是否严重超出范围，判断是否需要复查。

7. 结果报告　审核通过后，将结果填写在报告单上或将结果打印出来贴在报告单上。

8. 仪器维护　清洗探针，仪器自动进行关机维护，清理废弃反应杯。

9. 关机　关闭软件，关闭设备电源。

全自动电化学发光免疫分析仪操作流程见图7-8，针对不同品牌和型号仪器可以制定标准作业程序。

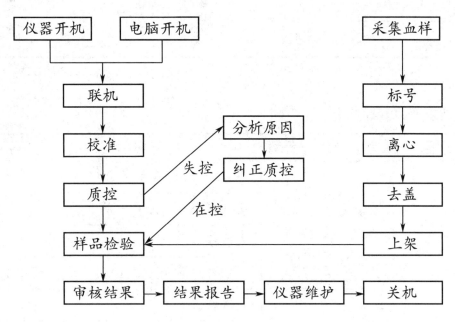

图 7-8　全自动电化学发光分析仪检验操作流程

【注意事项】

1. 样品处理　采集样品后应及时检测，室温放置不可超过8小时，若不能在8小时内检测，需将样品放置在2~8℃冰箱中；若需在48小时以上保存或运输，则应冷冻于−20℃以下，避免反复冻融，使用前恢复到室温，轻轻摇匀。

2. 校准　如出现下列情况，需要重新进行校准：①质控结果经重复测定后仍超出范围；②试剂盒批号更改；③超过校准有效期（通常为28天）；④仪器重要部件更换或维修。

3. 质控　至少使用2个分析水平的质控品进行质控，质控值应落在规定的范围内，若出现失控，应及时采取纠正措施。

4. 结果　细菌污染导致血清产生大量悬浮物和沉淀，易出现假阳性。

【填写检验报告】

××医院检验报告单

住院号_____ 门诊号_____

病室床号_____ 科别_____

患者姓名_____

性别_____ 年龄_____

临床诊断_____

检查目的_____

标本_____

送检日期_____

送检医师_____

检验者_____ 复核者_____ 报告日期_____

实训日期_____ 成绩_____ 批阅教师_____

【考核要求及评分标准】

序号	项目	考核内容	分值	扣分标准	扣分	得分
1	准备工作	穿白大衣 着装整齐 器材准备 试剂准备	8	未穿白大衣、未戴手套	2	
				着装不整洁,酌情扣分	2	
				未准备器材或器材准备不全	2	
				未准备试剂或试剂错误	2	
2	操作流程	校准 质控 样品检验 审核结果	72	未进行校准	8	
				校准参数设置错误	8	
				校准未核对数量和批号	8	
				未进行质控	8	
				质控参数设置错误	8	
				质控未核对数量和批号	8	
				失控时未及时纠正	8	
				输入标本项目错误或缺失	8	
				未审核结果	8	
3	结果报告	内容全面 单位正确	10	内容书写错误或内容书写不全	5	
				单位错误	5	

158

序号	项目	考核内容	分值	扣分标准	扣分	得分
4	清理工作	维护仪器 清理废物 关闭仪器 处理标本 规范洗手	10	未对仪器进行关机维护	2	
				未清理反应杯	2	
				未正确处理标本	2	
				未关机	2	
				实验后,未规范洗手	2	
合计			100		100	

考核日期_____ 成绩_____ 批阅教师_____

（陈　晨）

项目四　性激素检验

 案例导入

患者,女,47 岁。闭经 3 年,初潮年龄为 15 岁,既往月经挤不规律。性激素六项检验结果:卵泡刺激素（FSH）54U/L,黄体生成素（LH）38U/L,雌二醇（E_2）30pg/ml,孕酮（P）1.5ng/ml,泌乳素（PRL）11.2ng/ml,睾酮（T）0.2ng/ml。临床医师分析:E_2 处于早卵泡期水平,PRL 正常范围,FSH>40U/L,结合闭经 3 年的病史,诊断为卵巢早衰。

问题:

1. 性激素六项包括哪些项目?

2. 性激素检验有什么意义?

【实训准备】

1. 器材　红色真空采血管、离心机和全自动电化学发光免疫分析仪等。

2. 试剂　校准品、质控品、与仪器配套检测试剂和清洗液等。

3. 标本　静脉全血。

【实训步骤】

1. 仪器准备　检查仪器供水、排水、供电系统,开启仪器,登录操作软件,添加反应杯,检查试剂和清洗液。

2. 校准　设置校准参数,选定校准项目,核对校准品数量和批号,将校准品放在仪器上,点击开始,待校准结束后,查看校准结果。

3. 质控　设置质控参数,选定质控项目,核对质控品数量和批号,将质控品放在仪器上,点击开始,待质控结束后,查看质控结果,判断是否在控。

4. 样品准备　采集静脉全血,以 3 000r/min 离心 5 分钟,拔盖,按编号逐一放在样品架上。

5. 样品检验　选择样品检测项目(FSH、LH、PRL、E_2、P、T),将样品放在仪器上,点击开始,待检测结束,取出样品。

6. 审核结果　逐项结果审核是否正常,是否严重超出范围,判断是否需要复查。

7. 结果报告　审核通过,将结果填写在报告单上或将结果打印出来贴在报告单上。

8. 仪器维护　清洗探针,仪器自动进行关机维护,清理废弃反应杯。

9. 关机　关闭软件,关闭设备电源。

【注意事项】

1. 标本采集　除孕激素以外,其他的性激素五项检验应在月经周期的第 2~4 天采血,通常在上午采空腹血,采血前静坐半个小时。催乳素最好在上午 9:00~10:00 之间采集。闭经女性,任何时间段均可采血。怀孕女性,只查孕激素和雌激素。

2. 样品保存　室温保存 8 小时,普通冰箱保存 2 小时,−20℃最多保存 4 周,避免反复冻融。

【填写检验报告单】

××医院检验报告单

住院号_____　门诊号_____

病室床号_____　科别_____

患者姓名_____

性别_____　年龄_____

临床诊断_____

检查目的_____

标本_____

送检日期_____

送检医师_____

检验者_____　复核者_____　报告日期_____

实训日期_____　成绩_____　批阅教师_____

【考核要求及评分标准】

序号	项目	考核内容	分值	扣分标准	扣分	得分
1	准备工作	穿白大衣 着装整齐 器材准备 试剂准备	8	未穿白大衣、未戴手套	2	
				着装不整洁,酌情扣分	2	
				未准备器材或器材准备不全	2	
				未准备试剂或试剂错误	2	
2	操作流程	校准 质控 样品检验 审核结果	72	未进行校准	8	
				校准参数设置错误	8	
				校准未核对数量和批号	8	
				未进行质控	8	
				质控参数设置错误	8	
				质控未核对数量和批号	8	
				质控失控,未及时纠正	8	
				输入标本项目错误或缺失	8	
				未审核结果	8	
3	结果报告	内容全面 单位正确	10	内容书写错误或内容书写不全	5	
				单位错误	5	
4	清理工作	维护仪器 清理废物 关闭仪器 处理标本 规范洗手	10	未对仪器进行关机维护	2	
				未清理反应杯	2	
				未正确处理标本	2	
				未关机	2	
				实验后未规范洗手	2	
合计			100		100	

考核日期_____ 成绩_____ 批阅教师_____

　　免疫学检验包括风湿四项测定、感染疾病免疫学检验、肿瘤标志物检验和激素检验。风湿四项检验包括 RF、CRP、ASO、ESR 检测，本模块主要学习采用胶乳凝集法测 ASO 和免疫比浊法测 CRP。感染疾病免疫学检验包括乙型肝炎病毒免疫标志物检验、人类免疫缺陷病毒抗体测定、梅毒螺旋体检测和结核分枝杆菌检测。乙型肝炎病毒免疫标记物采用 ELISA 试验，操作流程注意 HBsAg、HBsAb、HBeAg、HBeAb、HBcAb 的差异。人类免疫缺陷病毒抗体检测采用胶体金法，操作简单快捷，若结果出现阳性，应采用其他方法进行确证，报告当地疾控中心。梅毒螺旋体检测采用 TRUST，包括定性试验和定量试验。结核分枝杆菌检测采用 T-SPOT.TB 检测的方法。肿瘤标志物和激素检验，均采用全自动电化学发光仪进行检测。

（陈　晨）

 思考题

1. 简述酶联免疫吸附试验的基本原理和方法类型。
2. 简述金免疫技术的方法学评价及临床应用。
3. HIV 感染的免疫学诊断方法有哪些？
4. 患者疑似体液免疫应答功能缺陷，为明确诊断应做哪些检查？
5. 简述 AFP 测定的临床意义。
6. 临床需对肿瘤标志物进行联合检测的原因是什么？

模块八 │ 临床微生物学检验

模块八
模块八 数字资源

学习目标

掌握 细菌涂片检查、细菌分离培养、细菌鉴定、药物敏感试验方法及操作步骤。

熟悉 细菌学检验的操作流程、注意事项及考核评分要点,以及痰液、粪便、泌尿生殖道、血液标本的采集处理和判断。

了解 标本中常见的致病菌鉴定要点及检验的报告方式。

项目一　呼吸道标本的细菌学检验

案例导入

患者,女,39 岁。近 1 周因受寒出现畏寒、发热、咳嗽,咳铁锈色痰,伴疲乏、头痛、胸痛。曾在诊所诊断为"感冒",并予以抗感冒药、头孢菌素等药物治疗,疗效欠佳。患者发病以来,呼吸困难,大小便正常。入院时查体:BP 130/80mmHg,P 110 次 /min,T 38.4℃。胸部 CT 检查:两肺支气管炎性改变,右上肺炎性改变。血常规检查:WBC 12.0×10^9/L。取患者晨痰进行革兰氏染色,镜下见大量革兰氏阳性双球菌及白细胞吞噬现象。痰液细菌培养结果为:肺炎球菌(4+)。怀疑患者患细菌性肺炎。

问题:

进一步应该做哪些微生物学检验进行确诊?

【实训准备】

1. 器材　接种环、载玻片、试管架、消毒缸、光学显微镜、香柏油、擦镜纸、酒精灯(或红外灭菌器）、生物安全柜、二氧化碳培养箱、普通培养箱、自动细菌鉴定药敏分析仪和医疗废物桶等。

2. 试剂　培养基（血平板、巧克力平板等）、革兰氏染色液、生理盐水、3% 过氧化氢试剂、药物敏感纸片、细菌鉴定板或微量生化管等。

3. 标本　痰液标本。

【实训步骤】

1. 接收标本　对标本进行登记编号，肉眼观察并记录标本的颜色、黏度、有无血丝或脓性，如见颗粒存在，应注意可能与放线菌属及诺卡菌属感染有关。

2. 涂片检查　直接涂片镜检，依据痰涂片镜检在低倍镜下白细胞和上皮细胞数目多少，确定标本是否适合进行细菌培养，并可初步判断是否有病原菌存在。

（1）一般细菌涂片：挑取痰液中脓性、血性部分涂片直接作革兰氏染色，低倍镜下检测 20~40 个视野，计数白细胞及上皮细胞数，就可以判断标本是否合格并可用于细菌培养（表 8-1）。根据染色性、形态及排列，可以初步推断菌属或种，有特殊结构初步诊断为某菌属或种，可发出初步报告：痰中可见 ×× 形革兰氏阳性或阴性，疑为 ×× 菌。

表 8-1　痰液涂片镜检分级

分级	白细胞	上皮细胞	判断
A	>25 个 /LP	<10 个 /LP	合格，可用于细菌培养
B	>25 个 /LP	10~25 个 /LP	可接受标本，用于细菌培养
C	<10 个 /LP	>25 个 /LP	不合格，重送标本

（2）放线菌及诺卡菌涂片：将痰液用生理盐水洗涤痰液 3~4 次，如含血液，则应加水溶解红细胞。挑取黄色颗粒（硫磺颗粒）或不透明的着色斑点样品，置于载玻片上并覆以盖玻片，轻轻按压，置高倍镜下观察结构。如见中央为交织的菌丝，其末端较粗、杆形、呈放线状排列时，可揭去盖玻片，干燥后进一步做革兰氏及萋-尼抗酸染色、镜检。如镜检见中央部分的菌丝为革兰氏阳性，而四周放射的末梢菌丝为革兰氏阴性，抗酸染色为非抗酸性菌，可提交送检标本肉眼观察的结果和细菌学镜检描述性报告：直接涂片找到细胞内或细胞外；大量或少量革兰氏阳性杆菌疑似放线菌。如镜检见革兰氏染色与放线菌相似，但抗酸染色为弱抗酸性时，可提交送检标本肉眼观察的结果和细菌学镜检描述性报告：直接涂片找到细胞内或细胞外，大量或少量疑似诺卡菌。

3. 分离培养　应选择黏液脓痰进行培养，排除不合格标本，标本培养前也可以作均质化处理，分别划区接种于血琼脂平板（简称血平板）、巧克力琼脂平板（简称巧克力平板）、麦康凯琼脂平板（简称麦康凯平板）。

（1）血平板：用于分离葡萄球菌、链球菌、肺炎球菌等多种细菌，置于5%CO_2环境培养，35℃孵育，18~24小时后观察结果。分离肺炎球菌和乙型溶血性链球菌。根据血平板生长的菌落及镜检形态特点，得出初步印象，再按各类细菌特征做进一步鉴定。

（2）加抗生素的巧克力平板：置于5%~10%CO_2环境培养，35℃孵育，18~24小时后观察结果，分离嗜血杆菌。

（3）麦康凯平板：麦康凯平板需氧环境培养，35~37℃孵育，18~24小时后观察结果，分离革兰氏阴性杆菌。

如果在同一培养基上分离出多种病原复合菌时，应主动与临床医师联系，结合患者的临床症状、痰涂片染色镜检及近期细菌培养结果筛选出优势病原菌。当分离优势菌与涂片染色镜检结果相符时，优势菌可以进行药物敏感试验。若分离培养细菌结果与涂片染色镜检结果不相符时，或少量生长优势可疑病原菌时，也应该做药物敏感试验，可在报告中提示：此结果请结合临床症状和涂片镜检进行综合分析。

4. 药物敏感试验　分离培养后得到单个菌落做药物敏感试验，筛选首选药物，其方法主要有纸片扩散法、微量稀释法和商品试剂盒法。结果出来后及时报告临床提供用药依据。

5. 结果报告　痰中的病原菌不少属于机会致病菌，与正常菌群同在，在报告时应作说明。对于机会致病菌一般仅当其数量超过正常菌群或近似纯培养时，才可向临床提交鉴定、药物敏感试验结果。检出致病菌直接报告检出××菌，同时报告药物结果。

痰液标本中常见病原菌见表8-2。

表8-2　痰液标本常见病原菌

革兰氏阳性菌	革兰氏阴性菌	其他
金黄色葡萄球菌、凝固酶阴性的葡萄球菌、肺炎球菌、链球菌、肠球菌、厌氧消化链球菌、结核分枝杆菌、白喉棒状杆菌	脑膜炎球菌、卡他莫拉菌、流感嗜血杆菌、百日咳鲍特菌、肺炎克雷伯菌、铜绿假单胞菌、嗜肺军团菌	新型隐球菌、白念珠菌、放线菌、星形诺卡菌、肺炎支原体

痰液标本细菌学检验操作流程见图8-1。

【注意事项】

1. 痰标本应及时送检（不超过2小时），否则某些细菌（如肺炎球菌、流感嗜血杆菌）在外界环境中极易死亡。

2. 选择痰液标本中脓性、血样、干酪样的部分进行培养，勿混入唾液、鼻涕或漱口水，以减少污染。

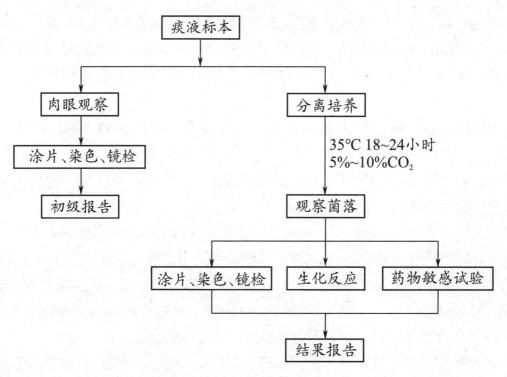

图 8-1　痰液标本细菌学检验操作流程

3. 咳痰标本不可做厌氧菌培养。

4. 约有 1/4~1/2 肺部感染患者可能发生菌血症,可同时做血培养。

5. 细菌培养和药物敏感试验可一起进行。

 知识链接

肺炎球菌抗原的快速检测

肺炎球菌是一种致病率和致死率很高的病原菌,也是社区获得性肺炎的主要病因,如果未得到正确诊断和治疗,会严重威胁患者的生命健康。肺炎球菌感染可导致菌血症、脑膜炎、心包炎、心内膜炎、脓胸、紫癜等疾病。诊断肺炎球菌感染的检验方法主要做痰液或血液培养,操作步骤复杂,检测过程耗时较长,需要 2~3 天,甚至几周,很难满足临床需求。现在可采用体外抗原快速免疫层析(ICT)试验,检测肺炎患者尿液和脑膜炎患者脑脊液(CSF)中的肺炎球菌抗原,在收到标本后 2 小时内可出结果,极大地提高了肺炎球菌的检测效率,与培养等其他方法结合,可用于肺炎球菌性肺炎、肺炎球菌性脑膜炎的早期快速辅助诊断。

【填写检验报告单】

×× 医院微生物报告单

姓名：　　　　　医嘱：细菌培养 + 药敏　　　标本种类：　　　　住院号：

性别：　　　　　科别：　　　　　　　　　开单日期：　　　　条码号：

年龄：　　　　　床号：　　　　　　　　　送检医生：　　　　标本编号：

临床诊断：

培养结果:（菌株）　　　　　　　　　　　　　　细菌量

抗生素　　　　　灵敏度　　　　　结果　　　　方法　　　　抗生素分组

备注：

1. S：敏感；R：耐药；I：中介。

2. MIC：最低抑菌浓度，表示能抑制细菌生长的最低抗生素浓度（μg/ml 或 mg/l）；
   KB：纸片扩散法。

检验日期_____　报告日期_____　检验者_____　核对者_____

实验日期_____　成绩_____　批阅教师_____

【考核要求及评分标准】

序号	项目	考核内容	分值	扣分标准	扣分	得分
1	准备工作	个人防护 着装整齐 器材准备 试剂准备 培养基准备	5	个人未防护	1	
				着装不整洁	1	
				未准备器材或器材准备不全	1	
				未准备试剂或试剂准备不全	1	
				未准备培养基或准备不正确	1	

序号	项目	考核内容	分值	扣分标准	扣分	得分
2	标本处理	核对信息 检查标本 标本标记	10	未核对患者信息	2	
				无菌观念不强	4	
				未观察判断标本是否合格	2	
				未标记标本号	2	
3	染色镜检 分离培养	涂片染色 油镜镜检 平板选择 分区划线	20	染色不规范及结果不正确	6	
				显微镜使用不当	4	
				培养基选择错误	4	
				琼脂划破、分区不当	6	
4	病原菌的 鉴定和药 敏	挑取病原 菌 初步鉴定 分离培养 细菌鉴定 药物敏感 试验	45	未发现目标病原菌	6	
				未及时分离培养或操作不正确	12	
				细菌鉴定思路、方法不正确	5	
				药敏试验未进行或操作错误	10	
				药敏纸片选择、操作、结果错误	12	
5	结果报告	核对结果 填写结果	10	格式书写错误	5	
				结果报告错误	5	
6	清理工作	标本处理 保护器材 器材整理 台面清洁 生物安全	10	标本未按潜在生物危害物质处理	2	
				损坏器材	2	
				器具、试剂未还原	2	
				台面未清洁	2	
				未注意生物防护	2	
合计			100		100	

（刘　瑜）

项目二　消化道标本的细菌学检验

 案例导入

　　患者,男,40岁。2天前出现恶心、呕吐、腹痛、腹泻,伴发热达38℃,无寒战,乏力,腹痛伴里急后重。少量脓血便,黏液便。实验室检查:血常规,WBC 18×10^9/L,NEU 80%,

LYM 16%；大便常规：WBC（2+），RBC 0~3 个 /HP；尿常规：无异常。疑为细菌性痢疾。

问题：

1. 初步怀疑患者是什么细菌感染？

2. 粪便分离培养应该选用什么培养基？

3. 对可疑菌落需要做哪些实验室检查来鉴定及进行结果判断？

【实训准备】

1. 器材　光学显微镜、香柏油、载玻片、接种环、酒精灯或红外灭菌器、记号笔、生物安全柜、恒温培养箱、全自动细菌鉴定（药敏分析仪）、医疗废物桶等。

2. 试剂　培养基（基础培养基、志贺－沙门菌（SS）培养基、克氏双糖铁（KIA）培养基、动力－吲哚－脲酶（MIU）培养基、伊红－美蓝（EMB）培养基或麦康凯（MAC）培养基、蛋白胨水、糖发酵管、枸橼酸盐培养基和硝酸盐培养基等）、靛基质试剂、甲基红试剂、乙二酰（V-P）试剂、志贺菌诊断血清、氧化酶试剂（1% 盐酸四甲基对苯二胺或 1% 盐酸二甲基对苯二胺）、硝酸盐还原试剂（甲液：对氨基苯磺酸 0.8g+5mol/L 醋酸 100ml；乙液：a- 奈胺 0.5g+5mol/L 醋酸 100ml）、3% 过氧化氢、革兰氏染液以及生理盐水等。

3. 标本　粪便标本或直肠拭子。

【实训步骤】

1. 编号　接收标本后，对标本进行登记编号。

2. 直接镜检　粪便标本直接镜检找到大量多核白细胞，提示侵袭性致病菌感染。但正常粪便中可能有一定量的真菌，且因肠道杆菌镜下形态又相似，故粪便标本中一般不直接涂片镜检志贺菌。

3. 悬滴（压滴）检查　水样粪便标本，采用悬滴法暗视野镜检，检查细菌的动力，霍乱弧菌古典生物型和 EI-Tor 生物型均呈穿梭状运动。

4. 分离培养　用接种环挑取黏液脓血便或直肠拭子接种于 SS 平板和麦康凯平板上，或同时接种于革兰氏阴性增菌培养基再转种于上述平板分离，于 35℃培养 18~24 小时后观察菌落特征。由于志贺菌不分解乳糖，故其形成无色半透明、凸起、湿润光滑、中等大小、S 型的菌落。取可疑菌落进行涂片革兰氏染色，镜检为革兰氏阴性短小杆菌，两端钝圆，散在排列。

5. 生化鉴定　用接种针在可疑菌落的中心挑取细菌 2~3 个菌落，分别接种在 KIA、MIU 和吲哚－甲基红－乙二酰－枸橼酸盐（IMViC）微量生化反应管中，置于 37℃培养 18~24 小时，判断观察结果。再进行肠道杆菌初步鉴别试验（硝酸盐还原试验、氧化酶试验、触酶试验），结果见表 8-3。

（1）氧化酶试验：取洁净滤纸条，沾取被检细菌菌落，无菌操作滴加氧化酶试剂 1 滴于菌落上，也可将试剂直接滴加在被检细菌的菌落上，10 秒内菌落变红色或黑色为阳性，不变色为阴性。志贺菌氧化酶试验为阴性。

表 8-3　志贺菌属的初步生化反应结果

氧化酶	触酶	硝酸盐还原	KIA				MIU			IMViC			
			斜面	底层	H₂S	产气	动力	吲哚	脲酶	靛基质	甲基红	V-P	枸橼酸盐
−	+	+	K	A	−	−/+−	−	+/−	−	−	+	−	−

（2）触酶试验：用接种环挑取可疑菌落置于洁净的载玻片上,然后加 3% 过氧化氢 1~2 滴,1 分钟后观察结果。有大量气泡产生者为阳性。不产生气泡者为阴性。志贺菌触酶试验阳性。

（3）硝酸盐还原试验：将被检菌接种于硝酸盐培养基中,于 35℃培养 18~24 小时,将甲液、乙液等量混合后,取混合液约 0.1ml 加入培养基内,立即观察结果。反应呈现红色为阳性。如加入试剂后无颜色反应,则有以下两个可能：①硝酸盐没有被还原,试验阴性；②硝酸盐被还原为氨和氮等其他产物而导致假阴性结果,因此,这时应在试管内加入少许锌粉,如反应呈现红色则表明试验确实为阴性。若仍不显红色,表示试验为假阴性。志贺菌硝酸盐还原试验阳性。

6. 血清学鉴定　凡生化反应符合志贺菌属者需做血清学鉴定。取可疑菌落先与志贺菌 A~D 群多价血清进行凝集试验,如数分钟出现肉眼可见的颗粒状凝集物即为阳性,随后再分别用志贺菌 A、B、C、D 群单价血清进行凝集试验,根据凝集结果确定为某一群细菌。如检测结果为志贺菌 A~D 群多价血清凝集试验阳性,B 群单价血清凝集试验阳性,则鉴定为福氏志贺菌。

7. 结果报告　粪便中含有正常菌群,阴性报告。分离培养未见可疑菌落,或经鉴定不符合志贺菌属鉴定依据者,可报告：未分离出志贺菌属细菌。涂片染色镜检若发现典型阳性结果,立即向临床医师发出初步报告：生化反应符合志贺菌。志贺菌四群多价血清玻片凝集试验阳性,可报告：分离出志贺菌或 × 群志贺菌。进一步生化反应及因子血清分型后,可报告：分离出 × 群志贺菌 × 型。

粪便中与腹泻相关的常见病原菌见表 8-4。

表 8-4　粪便中与腹泻相关的常见病原菌

革兰氏阳性细菌	革兰氏阴性细菌
金黄色葡萄球菌、肠球菌、艰难梭菌、结核分枝杆菌	霍乱弧菌、副溶血性弧菌、弯曲菌、志贺菌属、沙门菌属、肠致病性大肠埃希菌、变形杆菌属、小肠结肠炎耶尔森菌

粪便标本微生物检验操作流程见图 8-2。

【注意事项】

1. 为提高检出阳性率,在用药前采集标本时,最好采集新鲜脓血便或黏液便,如果使用陈旧标本则会影响检出率,床旁接种可提高检出率。注意无菌操作,防止杂菌污染,用无菌的广口瓶或洁净的容器盛放。

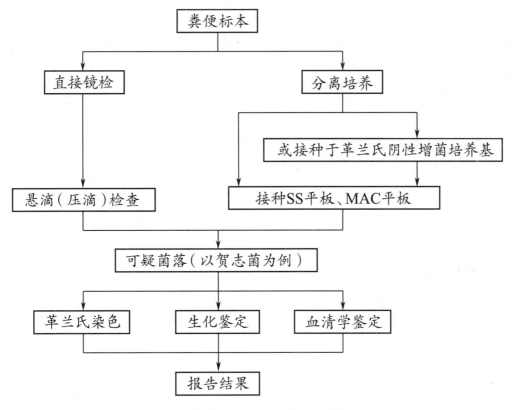

图 8-2　粪便标本微生物检验操作流程

2. 宋氏志贺菌的个别菌株可迟缓发酵乳糖,形成红色、粗糙型、较大菌落,其他志贺菌菌落为光滑型。

3. 除怀疑霍乱弧菌、结核分枝杆菌和菌群失调引起的腹泻外,粪便标本一般不做涂片检查。在以糖类发酵为鉴别依据的培养基上,发酵型菌落进行氧化酶试验时会出现假阴性。在选择性平板上挑取菌落时,应使用接种针从菌落中心挑取,而不应使用接种环刮取菌落。

4. 临床上菌落观察需仔细,不要漏检靠近发酵乳糖型菌落周边的可疑菌落。生化反应典型而又不与志贺菌四群多价血清凝集者,要考虑 K 抗原的存在。非典型菌株,可用传代法恢复典型性状,然后再做鉴定。中毒性痢疾应尽量快速诊断。所有检测严格无菌操作,注意生物安全,避免生物泄露。

5. 常见致病菌鉴定要点

（1）志贺菌属

1）镜下形态特点:志贺菌为散在排列的革兰氏阴性杆菌,无鞭毛。

2）菌落特点:在 SS 平板和 MAC 平板上形成中等大小、无色、半透明、S 型菌落。宋氏志贺菌迟缓分解乳糖,培养 48 小时后则转为分解乳糖型有色菌落。

3）生化反应:触酶试验阳性,氧化酶试验阴性,硝酸盐还原试验阳性。KIA:斜面产碱、底层产酸不产气, H_2S 阴性;MIU: --+/-;IMViC: -+--;动力阴性;脲酶阴性。

4）血清学鉴定结果:志贺菌属 A~D 群多价血清凝集试验阳性,若凝集再分别用志贺菌 A、B、C、D 群血清进行凝集试验,即可鉴定到群和型,我国以志贺菌 B 群为主。

（2）沙门菌属

1）镜下形态特点：沙门菌属细菌为革兰氏阴性细长杆菌，有周鞭毛。

2）菌落特点：在 SS 平板和麦康凯平板上形成无色透明、光滑湿润、中等大小凸起的菌落，产生 H_2S 的菌株菌落中心呈黑褐色。

3）生化反应：氧化酶试验阴性，硝酸盐还原试验阳性，KIA：斜面产碱、底层产酸产气，也有不产气（伤寒沙门菌不产气），H_2S 阳性；IMViC：-+-+/-；动力阳性；脲酶阴性；赖氨酸脱羧酶阳性。

4）血清学鉴定结果：沙门菌属 A~F 群多价血清凝集试验阳性，再分别用单价 O 因子血清凝集试验，确定菌群，单价 H 因子血清凝集试验，确定菌型。若不凝集，应考虑为表面 Vi 抗原阻断所致，通过加热可除去，再进行凝集试验。

【填写检验报告单】

×× 医院微生物报告单

姓名：　　　　医嘱：细菌培养＋药敏　　　标本种类：　　　　住院号：

性别：　　　　科别：　　　　　　　　　开单日期：　　　　条码号：

年龄：　　　　床号：　　　　　　　　　送检医生：　　　　标本编号：

临床诊断：

培养结果：（菌株）　　　　　　　　　　　　　　细菌量

抗生素	灵敏度	结果	方法	抗生素分组

备注：

1. S：敏感；R：耐药；I：中介。

2. MIC：最低抑菌浓度，表示能抑制细菌生长的最低抗生素浓度（μg/ml 或 mg/l）；
   KB：纸片扩散法。

检验日期＿＿＿＿＿＿　报告日期＿＿＿＿＿＿　检验者＿＿＿＿＿＿　核对者＿＿＿＿＿＿

实验日期＿＿＿＿＿＿　成绩＿＿＿＿＿＿　批阅教师＿＿＿＿＿＿

【考核要点和评分标准】

序号	项目	考核内容	分值	扣分标准	扣分	得分
1	准备工作	个人防护 着装整齐 器材准备 试剂准备 培养基准备	5	个人未防护	1	
				着装不整洁	1	
				未准备器材或器材准备不全	1	
				未准备试剂或试剂准备不全	1	
				未准备培养基或准备不正确	1	
2	标本处理	核对信息 检查标本 标记 取样	10	未核对信息	2	
				未观察判断标本是否合格	3	
				未标记标本号	2	
				取标本不正确	3	
3	细菌鉴定及药敏	染色镜检 分离培养 生化鉴定 血清学鉴定 药物敏感试验	60	染色不规范及结果不正确	5	
				分区划线不当及病原菌菌落选取错误	10	
				操作及结果判定错误,细菌鉴定思路不正确	30	
				未用生理盐水进行对照,操作及结果判定错误	5	
				药敏纸片选择、操作及结果错误	10	
4	报告结果	核对结果 填写结果	10	格式书写错误	5	
				结果报告错误	5	
5	清理工作	标本处理 器材整理 医疗垃圾 台面清洁 生物安全	15	标本未放置于指定区域	3	
				器具、试剂未还原	2	
				医疗垃圾未分类放置	5	
				台面未清洁	3	
				未注意生物防护	2	
合计			100		100	

（刘　瑜）

项目三　泌尿生殖道标本的细菌学检验

 任务一　尿液标本的细菌学检验

案例导入

患者,女,21岁,有糖尿病病史。5天前劳累后出现右侧腰痛不适,腰痛加重1天,有尿频、尿急、尿痛。尿常规检查:WBC(2+),亚硝酸盐(NIT)(2+);血常规正常;CRP 15.54mg/L;泌尿系统彩色超声未见异常。为进一步确诊,取患者中段尿进行细菌培养,培养结果为大肠埃希菌,计数 $>10^5$ CFU/ml,诊断为尿路感染。

问题:

1. 尿常规检验中 WBC 和 NIT 检查有何价值?

2. 尿液细菌鉴定为大肠埃希菌,为何还要细菌计数?

【实训准备】

1. 器材　光学显微镜、恒温培养箱、二氧化碳培养箱、生物安全柜、离心机、酒精灯、一次性无菌尿杯、接种环、加样枪、吸头、玻片、小镊子、擦镜纸等。

2. 试剂　培养基(血平板、麦康凯平板、沙保培养基等)、革兰氏染色液、萋 – 尼抗酸染色液、香柏油、乙醚、细菌微量生化管、常用的药敏纸片和95%酒精等。

3. 标本　中段尿液标本。

【实训步骤】

1. 尿液细菌计数及培养　用加样枪无菌吸取混匀尿液10μl,用接种环在血平板上做连续密集划线接种,于35℃培养18~24小时,计数血平板上的菌落数并观察细菌生长现象。最终计算出每毫升尿液中的细菌数。如培养后菌落多得无法计数时,可报告:细菌培养大于 10^5 CFU/ml。

2. 细菌鉴定　如有细菌生长,根据菌落特征、涂片染色镜检结果,选择合适的生化反应进一步鉴定细菌。

(1)若涂片、染色、镜检为革兰氏阴性杆菌,进行氧化酶试验并接种克氏双糖铁(KIA)培养基。如果氧化酶试验阴性且发酵葡萄糖,初步判断为肠杆菌科细菌,进行肠杆菌科细菌生化试验鉴定。若符合沙门菌属,用沙门菌属诊断血清作玻片凝集试验后确认血清型。如果氧化酶试验阳性或阴性,不发酵或不利用葡萄糖,初步判断为非发酵革兰氏阴性杆菌,进行非发酵革兰氏阴性杆菌生化试验鉴定,必要时作血清学试验鉴定。

（2）若涂片、染色、镜检为革兰氏阳性球菌，通过触酶试验鉴定出葡萄球菌属、链球菌属及肠球菌属，再结合血浆凝固酶试验、菊糖发酵试验、6.5%氯化钠生长试验、胆汁七叶苷试验、环单磷酸腺苷（cAMP）试验及杆菌肽敏感试验进一步鉴定。

（3）如在巧克力平板上有小而隆起、湿润、透明的菌落，涂片镜检为革兰氏阴性双球菌，可初步判断为奈瑟菌属，再进一步鉴定。

（4）如在沙保培养基上有光滑、奶油状菌落生长，可初步判断为念珠菌，再进一步鉴定。如怀疑为厌氧菌感染，则需将尿液进行厌氧培养。

3. 药物敏感试验　分离培养得到单个菌落后，根据革兰氏染色镜检细菌的形态特征选择合适的抗细菌药物药敏纸片做药物敏感试验，记录最终药物敏感试验结果。

4. 结果报告　细菌计数及培养：尿路感染一般由单一细菌引起，偶尔也可由两种细菌引起。当同一份标本中同时检出三种或三种以上的细菌时，标本污染可能性大，应重新留取尿液标本进行检查。分离到的菌落应进行细菌计数、鉴定及药物敏感试验。革兰氏阴性杆菌≥10⁵CFU/ml 可判断感染，10⁴~10⁵CFU/ml 为可疑，需重复检查，≤10⁴CFU/ml 可判断为污染；革兰氏阳性菌≥10⁴CFU/ml 可判断感染。如培养 48 小时仍无细菌生长，则报告尿液培养 48 小时无细菌生长。

尿液标本细菌学检验操作流程见图 8-3。

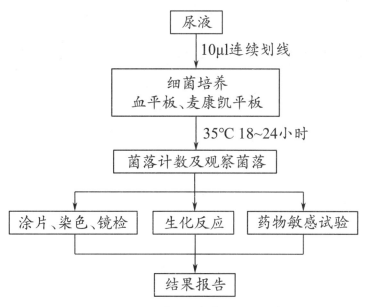

图 8-3　尿液标本细菌学检验操作流程

【注意事项】

1. 尿液标本采集后应置于无菌带盖容器中立即送检，放置时间过长会导致杂菌过度生长，影响结果的准确性。室温下保存时间不能超过 2 小时，4℃冷藏时间不能超过 8 小时，疑为淋病奈瑟球菌感染患者的尿液标本不能冷藏保存。

2. 尿液细菌计数的影响因素较多，与抗生素的使用、输液、使用利尿剂、尿液的 pH 变化和细菌的种类等有关。

3. 尿液标本及容器中不能加入消毒剂和防腐剂。

4. 严格无菌操作,防止杂菌污染,并注意生物安全。

5. 常见致病菌鉴定要点

(1)大肠埃希菌:在血平板上为灰白色、不透明的菌落,在 MAC 平板上为粉红色、不透明的菌落;革兰氏染色阴性,杆状,氧化酶试验阴性,硝酸盐还原试验阳性,发酵葡萄糖,KIA 培养基:斜面与底层均产酸、产气,硫化氢阴性;IMViC:++--,MIU:++-。

(2)变形杆菌:在血平板上呈波纹薄膜状生长(迁徙生长),在麦康凯平板上形成无色半透明的菌落,革兰氏染色阴性,杆状,氧化酶试验阴性,硝酸盐还原试验阳性,发酵葡萄糖,KIA:斜面产碱、底层产酸、产气,硫化氢阳性;IMViC:-/++--,MIU:+-/++,苯丙氨酸脱氨酶试验阳性。

【填写检验报告单】

×× 医院微生物报告单

姓名:	医嘱:细菌培养 + 药敏	标本种类:	住院号:
性别:	科别:	开单日期:	条码号:
年龄:	床号:	送检医生:	标本编号:
临床诊断:			

培养结果:(菌株)   细菌量

抗生素	灵敏度	结果	方法	抗生素分组

备注:

1. S:敏感;R:耐药;I:中介。

2. MIC:最低抑菌浓度,表示能抑制细菌生长的最低抗生素浓度(μg/ml 或 mg/L);
   KB:纸片扩散法。

检验日期_____ 报告日期_____ 检验者_____ 核对者_____

实验日期_____ 成绩_____ 批阅教师_____

【考核要求及评分标准】

序号	项目	考核内容	分值	扣分标准	扣分	得分
1	准备工作	个人防护 着装整齐 器材准备 试剂准备 标本、培养基准备	5	个人未防护	1	
				着装不整洁	1	
				未准备器材或器材准备不全	1	
				未准备试剂或试剂准备不全	1	
				未准备标本及培养基或标本及培养基准备不正确	1	
2	标本采集	核对信息 无菌采集 标记	10	未核对患者信息	1	
				非无菌操作,未用无菌尿杯	2	
				未标记标本号	2	
3	细菌计数及培养	标记 连续划线 37℃培养 计数菌落数 计算细菌数	30	培养基未标记	5	
				划线方法不正确,非无菌操作	10	
				未放入恒温箱	5	
				计数错误	5	
				计算错误	5	
4	细菌鉴定与药物敏感试验	细菌鉴定 药物敏感试验 分析结果	45	细菌鉴定思路或方法不正确	15	
				药敏纸片选择错误或结果错误	15	
				未综合分析检验结果	15	
5	报告结果	核对结果 填写结果	10	项目书写错误	3	
				格式书写错误	3	
				结果报告错误	4	
6	清理工作	台面整理 标本处理 生物安全 实验后消毒	5	未整理工作台	1	
				未将标本按要求灭菌	1	
				划伤手或标本外溢、跌落等	2	
				未消毒操作台和手	1	
合计			100		100	

（严家来）

任务二 **生殖道标本的细菌学检验**

案例导入

患者,男,19岁。5天前有无保护措施的性行为,尿频、尿急、尿痛,尿道口有明显脓性分泌物。为进一步确诊,取尿道口脓性分泌物涂片并分离培养,脓性分泌物直接涂片检查结果:找到白细胞内革兰氏阴性双球菌,培养结果:淋病奈瑟球菌(+)。最终诊断为淋病。

问题:

1. 直接涂片检查的结果为什么只能报告革兰氏阴性双球菌?

2. 疑为革兰氏阴性双球菌,标本接种哪种培养基?

【实训准备】

1. 器材　光学显微镜、恒温培养箱、二氧化碳培养箱、生物安全柜、酒精灯、接种环、一次性无菌棉拭子、一次性无菌采样杯、玻片、小镊子、擦镜纸等。

2. 试剂　培养基(血平板、巧克力平板、沙保培养基等)、革兰氏染色液、香柏油、乙醚、细菌微量生化管、常用的药敏纸片、95% 酒精等。

3. 标本　女性生殖道标本或男性生殖道标本。

【实训步骤】

1. 涂片检查　生殖道标本涂片,革兰氏染色后油镜镜检。

2. 分离培养　根据检验目的不同选择合适的培养基分离培养细菌,如普通需氧菌一般选择血平板,淋病奈瑟球菌一般选择巧克力平板,念珠菌一般选择沙保培养基,于35℃培养18~24小时后(淋病奈瑟球菌需放置在5%~10%二氧化碳培养箱中)观察生长现象。

3. 细菌鉴定　如有细菌生长,根据菌落特征、涂片染色镜检结果,选择合适的生化反应进一步鉴定细菌。

(1)若涂片、染色、镜检为革兰氏阴性杆菌,进行氧化酶试验并接种 KIA 培养基。如果氧化酶试验阴性且发酵葡萄糖,初步判断为肠杆菌科细菌,进行肠杆菌科细菌生化试验鉴定,若符合沙门菌属,用沙门菌属诊断血清作玻片凝集试验后确认血清型。如果氧化酶试验阳性或阴性,不发酵或不利用葡萄糖,初步判断为非发酵革兰氏阴性杆菌,进行非发酵革兰氏阴性杆菌生化试验鉴定必要时作血清学试验鉴定。

(2)若涂片、染色、镜检为革兰氏阳性球菌,通过触酶试验鉴别出葡萄球菌属、链球菌属及肠球菌属,再结合血浆凝固酶试验、菊糖发酵试验、6.5% 氯化钠生长试验、胆汁七叶苷试验、cAMP 试验及杆菌肽敏感试验进一步鉴定。

（3）如在巧克力平板上有小而隆起、湿润、透明的菌落,涂片镜检为革兰氏阴性双球菌,可初步判断为奈瑟菌属,再进一步鉴定。

（4）如在沙保培养基上有光滑、奶油状菌落生长,可初步判断为念珠菌,再进一步鉴定。

4. 药物敏感

试验　分离培养得到单个菌落后,根据革兰氏染色镜检细菌的形态特征选择合适的抗细菌药物药敏纸片做药物敏感试验,记录最终药物敏感试验结果。

5. 结果报告

（1）直接涂片镜检:生殖道标本经涂片、染色后,根据镜下观察结果进行报告,如:找到白细胞内（外）革兰氏阴性双球菌,疑似淋病奈瑟球菌。

（2）细菌培养:如为阳性结果,根据菌落形态、生化反应等综合鉴定,最终报告细菌种名（血清学）和药物敏感试验结果;如培养至 72 小时仍无细菌生长,则报告 72 小时培养无菌生长。

生殖道标本细菌学检验操作操作流程见图 8-4。

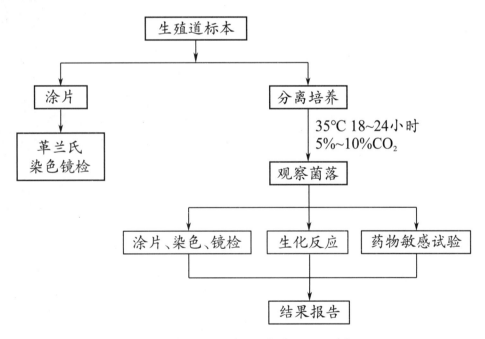

图 8-4　生殖道标本细菌学检验操作流程

【注意事项】

1. 标本采集前 24 小时内禁止性交、盆浴、阴道灌洗和局部上药等。

2. 生殖器是开放性器官,标本采集过程中应遵循无菌操作原则以减少杂菌污染。

3. 阴道内有大量正常菌群存在,采取宫颈标本应避免触及阴道壁。

4. 淋病奈瑟球菌抵抗力弱,并能自溶,所以最好床边接种后立即培养。

5. 常见致病菌鉴定要点

（1）淋病奈瑟球菌：在血平板上为灰色、湿润、光滑、有光泽、透明或半透明似露滴状、边缘整齐、不溶血菌落，在巧克力平板上为透明似水滴状的菌落，革兰氏染色阴性，双球菌，氧化酶阳性，触酶阳性，分解葡萄糖和麦芽糖，不分解蔗糖、甘露醇和乳糖，脲酶、吲哚、DNA 酶、硝酸盐还原试验均为阴性。

（2）白念珠菌：在沙保培养基上形成奶油样、类酵母样菌落，革兰氏染色阳性，有卵圆形的芽生孢子和假菌丝，芽管形成试验阳性，厚壁孢子形成试验阳性，可通过念珠菌显色培养基进一步鉴定。

【填写检验报告单】

×× 医院微生物报告单

姓名：	医嘱：细菌培养＋药敏	标本种类：	住院号：
性别：	科别：	开单日期：	条码号：
年龄：	床号：	送检医生：	标本编号：

临床诊断：

培养结果：（菌株）　　　　　　　　　　　　　　细菌量

抗生素	灵敏度	结果	方法	抗生素分组

备注：

1. S：敏感；R：耐药；I：中介。
2. MIC：最低抑菌浓度，表示能抑制细菌生长的最低抗生素浓度（μg/ml 或 mg/l）；KB：纸片扩散法。

检验日期＿＿＿＿＿＿　报告日期＿＿＿＿＿＿　检验者＿＿＿＿＿＿　核对者＿＿＿＿＿＿

实验日期＿＿＿＿＿＿　成绩＿＿＿＿＿　批阅教师＿＿＿＿＿＿

序号	项目	考核内容	分值	扣分标准	扣分	得分
1	准备工作	个人防护 着装整齐 器材准备 试剂准备 标本、培养基准备	5	个人未防护	1	
				着装不整洁	1	
				未准备器材或器材准备不全	1	
				未准备试剂或试剂准备不全	1	
				未准备标本及培养基或标本及培养基准备不正确	1	
2	标本采集	核对信息 无菌采集 标记	5	未核对患者信息	1	
				非无菌操作	2	
				未标记标本号	2	
3	涂片检查	标记 涂片 干燥 染色 镜检	30	未在玻片上标记	2	
				涂片未均匀	4	
				涂片未干燥	4	
				涂片染色顺序不正确,或未染色	10	
				涂片未用油镜镜检,判断不正确	10	
4	细菌鉴定与药物敏感试验	标记 细菌接种 37℃培养 细菌鉴定 药物敏感试验 分析结果	45	培养基未标记	2	
				非分区划线,非无菌操作	12	
				未放入恒温箱	2	
				细菌鉴定思路或方法不正确	12	
				药敏纸片选择错误或结果错误	12	
				未综合分析检验结果	5	
5	报告结果	核对结果 填写结果	10	项目书写错误	3	
				格式书写错误	3	
				结果报告错误	4	
6	清理工作	台面整理 标本处理 生物安全 实验后消毒	5	操作结束不整理工作台	1	
				实验结束未将标本按要求灭菌	1	
				划伤手或标本外溢、跌落等	2	
				实验结束后未消毒操作台和手	1	
合计			100		100	

（严家来）

项目四　血液标本的细菌学检验

 案例导入

患者,男,45岁。左小腿肿胀,皮肤颜色暗红,以左小腿后侧为重,中央部分有9cm×5cm皮肤坏死,周围界线不清,疼痛及活动受限1周。近2天出现寒战高热,最高体温达41℃,持续不退,头痛,恶心,全身疲乏无力。血常规:WBC $30.8×10^9$/L,核左移,可见中毒颗粒,HGB 88g/L。无菌技术采集患者血液做血培养检查,培养出乙型溶血性链球菌。诊断为左下肢急性蜂窝织炎合并败血症。

问题:

1. 为什么强调无菌技术采集标本?

2. 还需要进一步做乙型溶血性链球菌的药敏试验吗?

【实训准备】

1. 器材　接种环(针)、载玻片、光学显微镜、酒精灯、生物安全柜、二氧化碳培养箱或烛缸、电热恒温培养箱、全自动血液培养仪、小镊子等。

2. 试剂　培养基(血液培养瓶或增菌肉汤)、血平板、巧克力平板、麦康凯平板、葡萄糖氧化/发酵(O/F)培养基、KIA培养基、水解酪蛋白(M-H)等、生理盐水、革兰氏染色液、氧化酶试剂、3%过氧化氢、药物敏感纸片、细菌鉴定板或微量生化管以及药敏纸片等。

3. 标本　患者血液(疑为菌血症、败血症或脓毒血症患者的血液)。

【实训步骤】

1. 增菌培养　取血液标本接种增菌培养瓶,置全自动血液培养仪或35℃恒温培养箱中。若使用全自动血液培养仪,有细菌生长时仪器会自动报警。若人工培养,每天观察一次增菌培养瓶,观察是否发生变化,连续观察7天;若增菌培养瓶内液体至7天仍然清澈、色泽未变,表示无细菌生长,则报告阴性(怀疑生长缓慢的细菌如布鲁菌、军团菌等需延长培养时间);若增菌培养瓶内液体出现不同程度的浑浊、沉淀、菌膜、颜色变化、产生气泡、凝固或溶血等现象,表示有细菌生长。

2. 阴性培养瓶处理　对外观清晰的培养瓶盲目传代1次,必要时再盲传1次经需氧和厌氧培养,仍无菌生长则报告阴性。

3. 阳性培养瓶处理

(1)初步报告:一旦自动血液培养仪蜂鸣报警或肉眼观察到增菌培养瓶中有细菌生长现象时,应立即用1ml的无菌注射器吸取疑有细菌生长的培养物进行涂片、革兰氏染色、镜检,尽量在1小时内或电话通知临床医师初步报告观察到细菌的染色性、形态特征和排列状态。

(2)初步药物敏感试验:同时用注射器无菌吸取血液培养瓶中增菌液涂布水解酪蛋

白（M-H），根据革兰氏染色结果选择相应的抗菌药物药敏纸片进行初步药物敏感试验，并于18~24小时后报告或电话通知临床医师初步药物敏感试验结果。

（3）分离培养：用无菌注射器吸取培养瓶内增菌液转种合适的固体培养基分离培养。需氧培养瓶中增菌液接种血平板进行需氧培养，接种巧克力平板置于5%~10%CO_2环境中培养，同时接种真菌培养基进行真菌培养；厌氧培养瓶中有菌生长的培养液转种于厌氧血平板进行厌氧培养，同时转种巧克力平板和血平板进行需氧培养。孵育形成单个细菌菌落，观察生长现象，描述菌落特征。

（4）常见细菌鉴定：对转种分离培养获得的菌落进行涂片、染色、镜检，观察细菌形态、染色性、排列状态。

1）如涂片、染色、镜检为革兰氏阴性杆菌，进行氧化酶试验并接种克氏双糖铁（KIA）试管。如果氧化酶试验阴性且发酵葡萄糖，初步判断为肠杆菌科细菌，再进行肠杆菌科细菌生化试验鉴定。若符合沙门菌属，用沙门菌属诊断血清作玻片凝集试验后确认血清型。

2）如涂片、染色、镜检为革兰氏阴性杆菌，如果氧化酶试验阳性或阴性，不发酵或不利用葡萄糖，初步判断为非发酵革兰氏阴性杆菌，进行非发酵革兰氏阴性杆菌生化试验鉴定，必要时作血清学试验鉴定。

3）如涂片、染色、镜检为革兰氏阴性双球菌，可以初步判断为脑膜炎球菌，选择合适的生化反应进行鉴定，必要时做血清学试验和其他快速检测方法鉴定。

4）如涂片、染色、镜检为革兰氏阳性球菌，葡萄状排列或散在排列，触酶试验阳性，初步判断为葡萄球菌，再进一步鉴定。

5）如涂片、染色、镜检为革兰氏阳性球菌，呈链状或散在排列或成双排列，触酶试验阴性，初步判断为链球菌或肠球菌，再进一步进行鉴定。

（5）最终药物敏感试验：分离培养得到单个菌落后，根据革兰氏染色镜检细菌的形态特征选择合适的抗细菌药物药敏纸片做药物敏感试验，记录最终药物敏感试验结果。

（6）分析结果：最后综合分析检验结果，报告病原菌的鉴定结果和药物敏感试验结果。应建立血液培养三级报告的审核制度，并进行定期汇总分析。

4. 报告方式

（1）一级报告：在增菌过程中血液培养瓶中疑有细菌生长，经涂片、革兰氏染色、镜检发现细菌，从染色性、基本形态、排列状态等方面报告"检出或找到 ×× 性 ×× 菌，形似或疑有 ×× 菌生长"。例如：检出革兰氏阳性双球菌，形似肺炎球菌；找到革兰氏阴性双球菌，疑有脑膜炎球菌生长。

（2）二级报告（补充报告）：如进行直接药物敏感试验，应该报告直接药物敏感试验结果。

（3）三级报告（终报告）：在完成血液标本增菌培养、分离培养、生化试验和血清学试验等细菌学检验程序后，发出正式报告"血液细菌培养 ×× 天 ×× 细菌生长，并附上药物敏感试验结果"。一般经过增菌培养7天，血液培养瓶中仍然无细菌生长现象，经盲目传代后证实无菌生长，可以报告"血液培养7天或 ×× 天，无细菌生长"。

血液标本细菌学检验操作流程见图8-5。

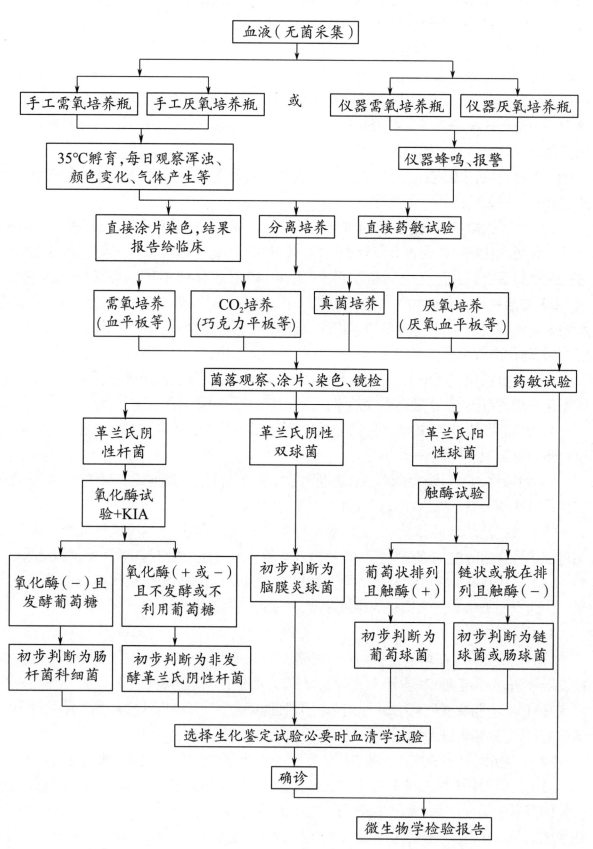

图 8-5 血液标本细菌学检验操作流程

【注意事项】

1. 血液培养主要用于菌血症、败血症或脓毒血症患者的诊断。为能正确诊断,从血液采集到发出结果报告全过程各个环节必须严格遵守无菌操作要求,防止污染影响结果。同时,不能将血液培养中出现的不常见细菌随意判定为"污染菌",因为条件致病菌可在机体免疫力低下或大剂量应用抗生素的情况下引起菌血症或败血症。

2. 采集血液标本一般于患者发热 1~2 天内或发热高峰期进行,力争在抗菌药物使用前采集血液标本。如果患者已服用抗菌药物,血液标本培养时可在培养基中加入相应的药物对抗剂消除药物对细菌的作用。血液标本接种到培养瓶后,需轻轻颠倒混匀以防血液凝固,标本立即送检。如不能立即送检,须于室温下保存,切勿冷藏。

3. 厌氧培养应该作为细菌培养检查的常规方法,不可忽视。同时注意对细菌 L 型和营养要求高的细菌分离培养。

4. 血液培养中出现暂时鉴定不了或罕见细菌时,可以先做药物敏感试验,将药物敏感试验结果及时报告给临床医生,同时将菌种报送上级单位明确鉴定。

5. 注意生物安全,特别注意实训过程中的自我保护,防止实验室感染。

【填写检验报告单】

× × 医院微生物报告单

姓名:	医嘱:细菌培养＋药敏	标本种类:	住院号:
性别:	科别:	开单日期:	条码号:
年龄:	床号:	送检医生:	标本编号:
临床诊断:			

培养结果:(菌株)　　　　　　　　　　　　　　　　细菌量

| 抗生素 | 灵敏度 | 结果 | 方法 | 抗生素分组 |

备注:

1. S:敏感;R:耐药;I:中介。

2. MIC:最低抑菌浓度,表示能抑制细菌生长的最低抗生素浓度(μg/ml 或 mg/l);
   KB:纸片扩散法。

检验日期_____ 报告日期_____ 检验者_____ 核对者_____

实验日期_____ 成绩_____ 批阅教师_____

【考核要求及评分标准】

序号	项目	考核内容	分值	扣分标准	扣分	得分
1	准备工作	个人防护 着装整齐 器材准备 试剂准备 培养基准备	5	个人未防护	1	
				着装不整洁	1	
				未准备器材或器材准备不全	1	
				未准备试剂或试剂准备不全	1	
				未准备培养基或准备不正确	1	
2	标本采集	核对信息 无菌采集 标本量 充分混匀	10	未核对患者信息	2	
				无菌观念不强	4	
				标本量不符合要求	2	
				未充分混匀,血液凝固	2	
3	增菌培养	37℃培养 观察生长 盲目移种	15	未放入恒温箱或血液培养仪	5	
				明显有菌生长未发现	5	
				未按照要求盲目移种	5	
4	阳性培养瓶处理	初步报告 初步药敏 分离培养 细菌鉴定 最终药敏 分析结果	45	未正确及时进行初步报告	5	
				未正确及时进行初步药敏报告	5	
				未及时分离培养或操作不正确	8	
				细菌鉴定思路或方法不正确	12	
				药敏纸片选择错误或结果错误	10	
				未综合分析检验结果	5	
5	报告结果	核对结果 填写结果	10	项目书写错误	3	
				格式书写错误	3	
				结果报告错误	4	
6	文明操作	器材整理 保护器材 生物安全 实验后消毒	10	操作结束不整理工作台	2	
				物品没按要求放到指定位置	2	
				损坏器材	2	
				划伤手或标本外溢、跌落等	2	
				未消毒操作台和手	2	
7	总体印象	完成质量	5	从生物安全,规范操作,完成质量等方面考虑	5	
	合计		100		100	

光谱技术快速鉴定细菌

拉曼光谱(Raman spectra)是一种分子化学键振动的散射光谱,通过谱图解析可以获取分子结构的信息。它无需样品准备,任何气态、液态、固态样品可直接通过光纤探头或者通过玻璃、石英和光纤进行测量,能够提供快速、简单、可重复、无损伤的定性和定量分析,是有机化合物结构解析的重要手段。近年来已有研究发现,拉曼光谱能够有效鉴定微生物的生物化学成分,从而获得细菌的"全细胞指纹"。

利用拉曼光谱技术可以快速、高效地鉴定细菌。临床上,对待检标本微生物进行增菌和分离培养,经光谱分析,可以快速向临床报告微生物检测(鉴定和药敏)结果。

模块小结

临床微生物检验包括痰液、粪便、泌尿生殖道及血液标本的细菌学检验。病原性细菌根据革兰氏染色结果分为革兰氏阳性菌和革兰氏阴性菌,前者如葡萄球菌、链球菌,后者如大肠埃希菌和淋病奈瑟球菌等,还可以根据形态分为球菌和杆菌等。根据基本的生物学性状可以做出快速的基本诊断,指导临床用药。在用药前采集标本进行增菌、选菌、鉴定(性状、生化反应及血清学试验)及药物敏感试验,有助于临床感染性疾病的诊断、鉴别、治疗。

临床微生物检验的一般流程是标本采集与处理、直接涂片镜检或计数、分离培养与鉴定以及药物敏感试验。要掌握标本微生物检验的方法和流程,熟悉临床常用微生物检验的器材、试剂(包括培养基),熟悉常见病原菌的生物学性状,了解微生物检验的临床应用,做好生物安全的防护,能够正确报告鉴定及药敏结果。

(严家来)

思考题

1. 革兰氏染色的关键是什么? 为什么可称为鉴别染色法?
2. 通过哪些试验来鉴定肺炎球菌?
3. 粪便标本能检测出哪些病原菌? 哪些不需要报告?
4. 痰液标本可能检测出哪些病原菌? 检验结果如何报告?
5. 归纳分析志贺菌属生化反应特点。

6. 大肠埃希菌鉴定应该与哪些细菌区别?

7. 如何做尿液细菌计数,怎么观察及报告结果?

8. 淋病奈瑟球菌的主要鉴定依据及检验程序是什么?

9. 血液标本增菌培养常用的培养基有哪些? 增菌培养需要多长时间?

10. 归纳总结血液标本常见细菌检验的鉴定程序。

模块九 │ 临床形态学检验

模块九 数字资源

项目一　外周血细胞形态学检验

【实训准备】

1. 器材　显微镜、香柏油、二甲苯和擦镜纸等。
2. 标本　瑞特染色血涂片。

【实训步骤】

1. 多媒体示教　观察外周血细胞形态。
2. 显微镜示教　观察外周血细胞形态。
3. 显微镜观察　将标本涂片置于载物台上,先用低倍镜观察,选择涂片体尾交界、细胞分布均匀、染色良好的区域,在涂片上滴一滴香柏油,用油镜观察外周血细胞形态。

【观察内容】

1. 外周血正常白细胞形态特征　见表 9-1。

表 9-1　外周血正常白细胞形态特征

名称	形态特征	典型形态
中性杆状核粒细胞（图 9-1）	大小：10~15μm 形态：圆形 胞核：呈杆状、S形、V形、U形等 核染色质：粗块状 核仁：无 胞质：多，粉红色 颗粒：量多，细小，均匀，淡紫红色	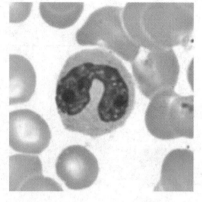 图 9-1　中性杆状核粒细胞
中性分叶核粒细胞（图 9-2）	大小：10~15μm 形态：圆形 胞核：呈分叶状，核丝相连 核染色质：粗块状 核仁：无 胞质：多，粉红色 颗粒：量多，细小，均匀，淡紫红色	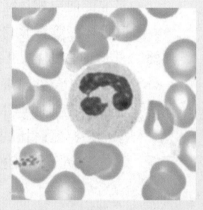 图 9-2　中性分叶核粒细胞
嗜酸性分叶核粒细胞（图 9-3）	大小：11~16μm 形态：圆形 胞核：多为 2 叶，呈眼镜样 核染色质：粗糙，深紫红色 核仁：无 胞质：淡橘红色 颗粒：量多，粗大，圆而均匀，充满胞质，橘红色	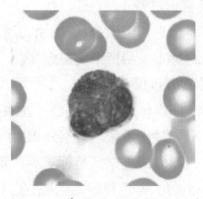 图 9-3　嗜酸性分叶核粒细胞

名称	形态特征	典型形态
嗜碱性粒细胞 （图9-4）	大小：10~12μm 形态：圆形 胞核：核结构不清，分叶不明显 核染色质：粗而不匀 核仁：无 胞质：淡橘红色 颗粒：量少，大小不等，分布不均，常覆盖核上，蓝黑色	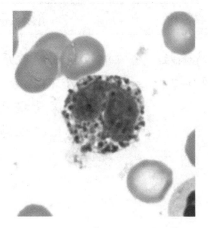 图9-4　嗜碱性粒细胞
单核细胞 （图9-5）	大小：15~25μm 形态：圆形或不规则形 胞核：大，呈不规则圆形、肾形、马蹄形、元宝形或不规则折叠卷曲 核染色质：细致疏松 核仁：无 胞质：较多，淡蓝色、灰蓝色，常呈毛玻璃样半透明 颗粒：含有许多细小灰尘样紫红色嗜天青颗粒	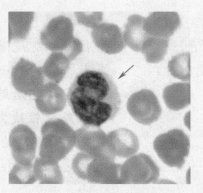 图9-5　单核细胞
淋巴细胞 （图9-6）	大小：6~15μm 形态：圆形或椭圆形 胞核：圆形或椭圆形 核染色质：粗块状，深紫红色 核仁：无 胞质：透明淡蓝色 颗粒：小淋巴细胞一般无颗粒，大淋巴细胞可有少量、圆形、粗大、大小不均的深紫红色颗粒	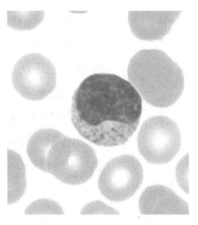 图9-6　淋巴细胞

2. 外周血异常白细胞形态特征　见表9-2。

表9-2　外周血异常白细胞形态特征

名称	形态特征	典型形态
中毒颗粒 （图9-7）	中性粒细胞胞质中出现的粗大、大小不等、分布不均匀的紫黑色或深紫褐色颗粒。常见于严重化脓性感染及大面积烧伤等	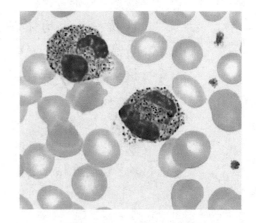 图9-7　中毒颗粒
空泡 （图9-8）	中性粒细胞胞质内出现一个或数个空泡。一般认为空泡是细胞受损后胞质发生脂肪变性或颗粒缺失的结果。最常见于严重感染,特别是败血症时	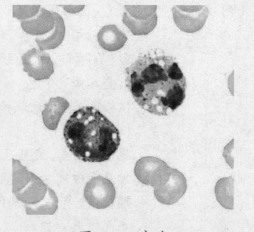 图9-8　空泡
杜勒小体 （图9-9）	是中性粒细胞胞质毒性变化而保留的局部嗜碱性区域,呈圆形、梨形或云雾状,界限不清,染成天蓝色或灰蓝色,直径为1~2μm,是胞质局部不成熟的表现。杜勒小体亦可见于单核细胞	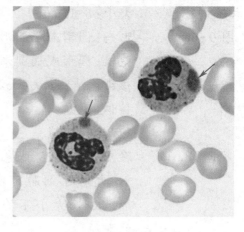 图9-9　杜勒小体

名称	形态特征	典型形态
奥氏小体 （图9-10）	粒细胞系或单核细胞系细胞胞质中出现的紫红色细杆状物质，一个或数个，长1~6μm。有助于鉴别急性白血病的类型，急性粒细胞白血病和急性单核细胞白血病可见到奥氏小体（Auer body），也称棒状小体，而急性淋巴细胞白血病则无	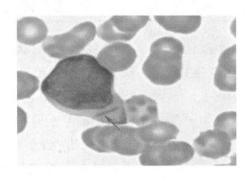 图9-10　奥氏小体
巨多分叶核中性粒细胞 （图9-11）	成熟中性粒细胞胞体增大，核分叶过多，常为5~9叶，甚至10叶以上，各叶大小差别很大，核染色质疏松。常见于巨幼红细胞贫血或应用抗代谢药物治疗后	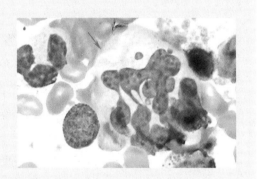 图9-11　巨多分叶核中性粒细胞
异型淋巴细胞 （图9-12）	胞体较大，外形常不规则，可有多个伪足。核形不规则，染色质较粗糙致密。胞质丰富。淡蓝色或灰蓝色，有透明感，边缘处着色较深，一般无空泡，可有少数嗜天青颗粒	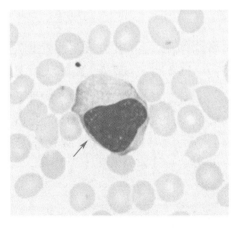 图9-12　异型淋巴细胞

3. 外周血红细胞正常及异常形态特征　见表9-3。

表9-3　外周血红细胞正常及异常形态特征

名称	形态特征	典型形态
正常红细胞 （图9-13）	正常红细胞呈双凹圆盘形，细胞大小一致，平均直径约7.2μm，瑞特染色后为淡粉红色，呈正常色素性、向心性淡染，中央有生理性淡染区（大小约为红细胞直径的1/3），胞质内无异常结构	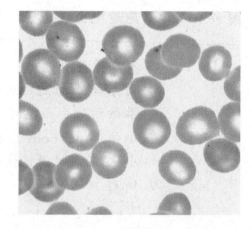 图9-13　正常红细胞
球形红细胞 （图9-14）	直径<6μm，厚度常>2.6μm，细胞着色深，形似球形，无中心淡染区。见于遗传性和获得性球形细胞增多症	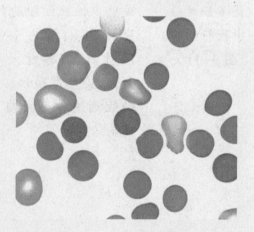 图9-14　球形红细胞
靶形红细胞 （图9-15）	中央深染，外围苍白，边缘又深染，呈靶状。见于各种低色素性贫血（如珠蛋白生成障碍性贫血、血红蛋白C病）、阻塞性黄疸、脾切除后	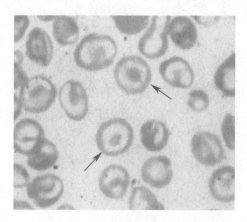 图9-15　靶形红细胞

名称	形态特征	典型形态
缗钱状排列 （图9-16）	红细胞互相连接如缗钱状，是因为血浆中某些蛋白（纤维蛋白原、球蛋白等）增高，使红细胞表面电荷发生改变所致。见于多发性骨髓瘤、巨球蛋白血症等	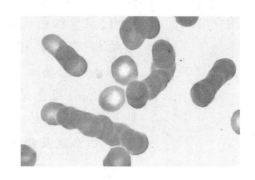 图 9-16　缗钱状排列
低色素性 红细胞 （图9-17）	红细胞中央生理性淡染区扩大，甚至呈环状红细胞，是因血红蛋白含量降低所致。常见于缺铁性贫血、珠蛋白生成障碍性贫血、铁粒幼细胞性贫血及某些血红蛋白病	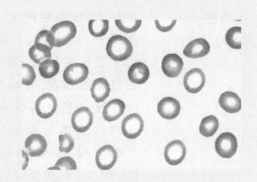 图 9-17　低色素性红细胞
染色质小体 （图9-18）	又称豪－乔小体，位于成熟或幼稚红细胞胞质内的暗紫红色圆形小体，直径为 1~2μm，1 个至数个不等，为核碎裂或溶解后的残余物。常见于巨幼红细胞贫血，也见于溶血性贫血及脾切除术后	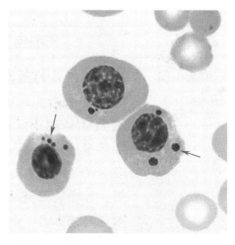 图 9-18　染色质小体

名称	形态特征	典型形态
卡波环 （图 9-19）	存在于成熟或幼稚红细胞胞质内，呈紫红色线圈状或 8 字形结构，可能是核膜残余物、纺锤体残余物或脂蛋白变性所致，常与染色质小体并存。见于溶血性贫血、巨幼红细胞贫血、白血病及铅中毒等	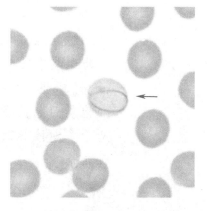 图 9-19　卡波环
嗜碱性点彩 红细胞 （图 9-20）	简称点彩红细胞，在瑞特染色涂片中，红细胞胞质内出现形态不一、大小不均、数量不等的灰蓝色点状物，属于未完全成熟的红细胞，可能是由于红细胞膜受重金属损伤后，其胞质内核糖体发生变性聚集的产物。健康人罕见。在铅、铋、锌、汞等重金属中毒时增多，为铅中毒诊断的筛查指标	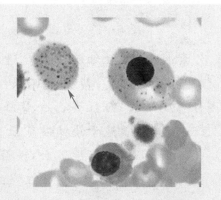 图 9-20　嗜碱性点彩红细胞

4. 外周血血小板正常及异常形态特征　见表 9-4。

表 9-4　外周血血小板正常及异常形态特征

名称	形态特征	典型形态
正常血小板 （图 9-21）	呈两面微凸的圆盘状，直径为 1.5~3μm，新生血小板体积大，成熟者体积小。在血涂片上往往散在或成簇分布，其形态多数为圆形、椭圆形或不规则形；胞质呈淡蓝或淡红色，中心部位有细小、分布均匀而相聚或分散于胞质中的紫红色颗粒	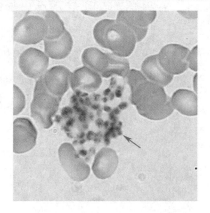 图 9-21　正常血小板

名称	形态特征	典型形态
大血小板 （图 9-22）	大血小板直径为 4~7μm，巨型血小板直径大于 7μm，常为 7~20μm，也可大于 20μm，胞质中嗜天青颗粒细小或融合为大颗粒，主要见于特发性血小板减少性紫癜、血小板无力症、巨大血小板综合征、骨髓增生异常综合征等	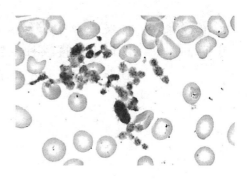 图 9-22　大血小板
形态异常血小板 （图 9-23）	可出现杆状、蝌蚪状、蛇形等不规则和畸形改变，健康人偶见。影响血小板形态改变的因素很多，各种形态异常又无特异性，因此形态异常血小板超过 10% 时才具有临床意义。多见于急性白血病、血小板病以及化疗或放疗 1 周内的患者	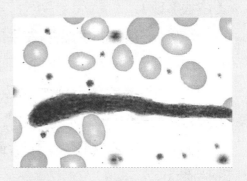 图 9-23　形态异常血小板
血小板卫星现象 （图 9-24）	血小板黏附、围绕于中性粒细胞（或偶尔黏附于单核细胞）的现象，有时可见血小板吞噬现象。此时，血小板和中性粒细胞的形态与功能均正常。血小板卫星现象偶见于 EDTA 抗凝血，是血细胞分析仪血小板计数假性减少的原因之一	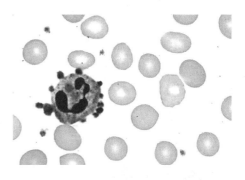 图 9-24　血小板卫星现象

名称	形态特征	典型形态
血小板聚集（图 9-25）	特发性血小板增多症和血小板增多的慢性粒细胞白血病，血小板可呈大片聚集	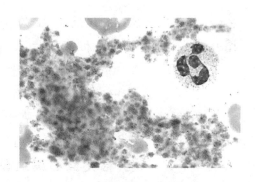

图 9-25　血小板聚集

【注意事项】

1. 持镜时必须是右手握臂、左手托座的姿势，不可单手提取，以免零件脱落或碰撞到其他地方。

2. 保持显微镜的清洁，光学和照明部分只能用擦镜纸擦拭，切忌口吹、手抹或用布擦；机械部分用布擦拭。

3. 每张涂片染色效果略有不同，最好先观察整张涂片，了解细胞受色情况，有助于做出正确判断。

4. 低倍镜选择染色良好的血涂片，观察体尾交界、细胞分布均匀的区域。选择镜检区域不当，会影响血细胞的准确判断。

【实训结果】

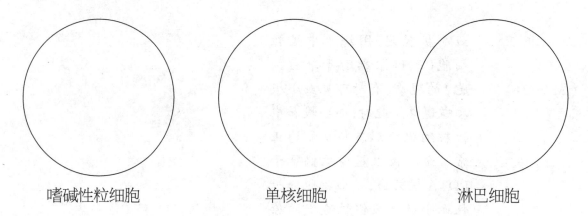

嗜碱性粒细胞　　　　　　　单核细胞　　　　　　　淋巴细胞

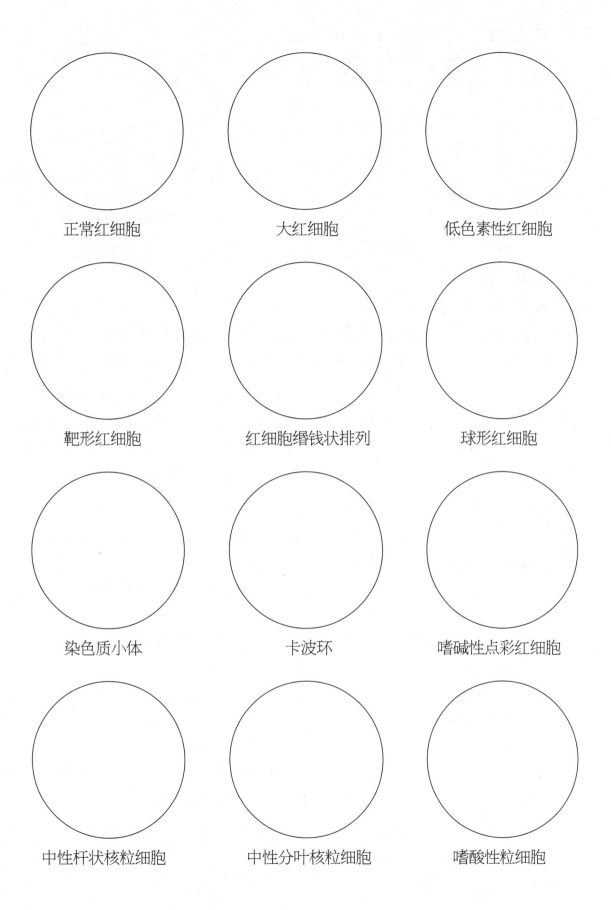

正常红细胞 大红细胞 低色素性红细胞

靶形红细胞 红细胞缗钱状排列 球形红细胞

染色质小体 卡波环 嗜碱性点彩红细胞

中性杆状核粒细胞 中性分叶核粒细胞 嗜酸性粒细胞

血小板   大血小板   形态异常血小板

实训日期_____ 成绩_____ 批阅教师_____

【实训考核】

1. 考核方法一

（1）要求：能准确辨认 10~20 个显微镜下典型形态并按编号写出名称。

（2）评分标准：每个视野观察 0.5~1 分钟，错一个扣 5~10 分，总分 100 分。

1）_____   2）_____   3）_____

4）_____   5）_____   6）_____

7）_____   8）_____   9）_____

10）_____   11）_____   12）_____

13）_____   14）_____   15）_____

16）_____   17）_____   18）_____

19）_____   20）_____

考核日期_____ 成绩_____ 批阅教师_____

2. 考核方法二

（1）要求：按编号上交典型形态的电子图片 10 张，并标注编号及名称。

（2）评分标准：每错一个扣 10 分，总分 100 分。

1）中性杆状核粒细胞　　　　　（　　）　　2）中性杆状核粒细胞　　　　　（　　）

3）中性分叶核粒细胞　　　　　（　　）　　4）中性分叶核粒细胞　　　　　（　　）

5）单核细胞　　　　　　　　　（　　）　　6）单核细胞　　　　　　　　　（　　）

7）淋巴细胞　　　　　　　　　（　　）　　8）淋巴细胞　　　　　　　　　（　　）

9）嗜酸性粒细胞　　　　　　　（　　）　　10）嗜碱性粒细胞　　　　　　　（　　）

考核日期_____ 成绩_____ 批阅教师_____

（许运涛）

200

项目二　骨髓细胞形态学检验

任务一　骨髓细胞形态识别

【实训准备】

1. 器材　显微镜、香柏油、二甲苯和擦镜纸等。

2. 标本　大致正常骨髓涂片和血涂片,溶血性贫血、再生障碍性贫血、急性粒细胞白血病、急性单核细胞白血病、急性淋巴细胞白血病、慢性粒细胞白血病和多发性骨髓瘤等的骨髓涂片和血涂片。

【实训步骤】

1. 多媒体示教　观察骨髓细胞典型形态。

2. 显微镜示教　观察骨髓细胞典型形态。

3. 显微镜观察　将标本涂片置于载物台上,先用低倍镜观察,选择涂片体尾交界、细胞分布均匀、染色良好的区域,在涂片上滴一滴香柏油,用油镜观察骨髓细胞形态。

【观察内容】

1. 粒细胞系各阶段细胞形态特征　见表9-5。

表9-5　粒细胞系各阶段细胞形态特征

名称	形态特征	典型形态
原始粒细胞 （图9-26）	大小:10~18μm,呈圆形或椭圆形 胞核:大,占细胞4/5以上,呈圆形 核染色质:细砂粒状 核仁:2~5个,清晰小核仁 胞质:量少,均匀透明或不透明蓝色 颗粒:Ⅰ型无,Ⅱ型可见少量细小颗粒	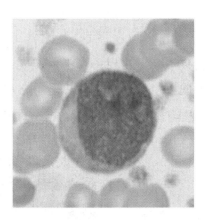 图9-26　原始粒细胞

名称	形态特征	典型形态
早幼粒细胞 （图 9-27）	大小：12~20μm 胞核：圆或椭圆形，多偏位 核染色质：颗粒状，较原始粒细胞粗，有浓集 核仁：可见 1~3 个，尚较清楚 胞质：增多，蓝色 颗粒：含有粗大、不规则、紫红色的非特异性颗粒，多少不定，分布不均	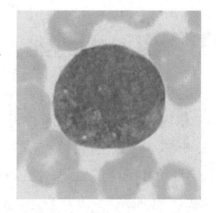 图 9-27　早幼粒细胞
中性中幼粒细胞 （图 9-28）	大小：10~18μm 胞核：较小，圆形或椭圆形，占整个细胞 1/2~2/3，可有一侧扁平，核膜清楚 核染色质：粗粒状，常有凝集感或呈小碎块但较均匀 核仁：消失 胞质：丰富，淡蓝或淡粉红色 颗粒：以特异性淡紫红色颗粒为主，常伴少数非特异性颗粒	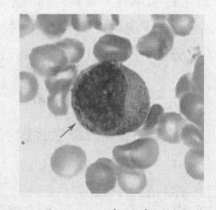 图 9-28　中性中幼粒细胞
嗜酸性中幼粒细胞 （图 9-29）	与中性中幼粒细胞相似，突出特点是：胞质中布满大小一致、圆形、粗大、分布均匀、有折光性的橘红色嗜酸性颗粒，未成熟颗粒嗜碱性，成熟颗粒嗜酸性，同时存在称"双重现象"	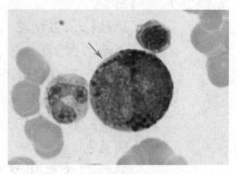 图 9-29　嗜酸性中幼粒细胞

名称	形态特征	典型形态
嗜碱性中幼粒细胞（图9-30）	与中性中幼粒细胞相似,突出特点是:胞质中含有大小不等、分布不均的(甚至盖核上)深紫黑色嗜碱性颗粒	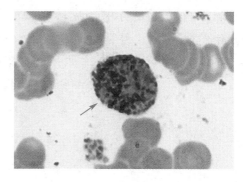 图9-30　嗜碱性中幼粒细胞
中性晚幼粒细胞（图9-31）	大小:10~16μm 胞核:较小,小于1/2,常呈肾形、豆形、半月状、阔带状等,核一侧开始有凹陷,但不超过核假想圆半径 核染色质:更粗糙,有凝块,紧密深染 核仁:消失 胞质:量多,粉红色 颗粒:含有淡紫红色中性颗粒	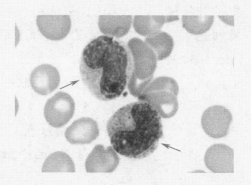 图9-31　中性晚幼粒细胞
嗜酸性晚幼粒细胞（图9-32）	与中性晚幼粒细胞相似,突出特点是:胞质中布满大小一致、圆形、粗大、分布均匀、有折光性的橘红色嗜酸性颗粒	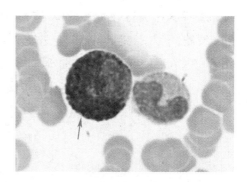 图9-32　嗜酸性晚幼粒细胞

名称	形态特征	典型形态
嗜碱性晚幼粒细胞（图9-33）	与中性晚幼粒细胞相似，突出特点是：胞质中含有大小不等、分布不均的（甚至盖核上）深紫黑色嗜碱性颗粒	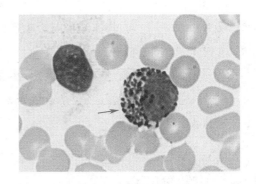 图9-33 嗜碱性晚幼粒细胞
中性杆状核粒细胞（图9-34）	大小：10~15μm 胞核：呈杆状、S形、V形、U形等形状 核染色质：粗块状 核仁：无 胞质：多，粉红色 颗粒：量多，细小，均匀，淡紫红色	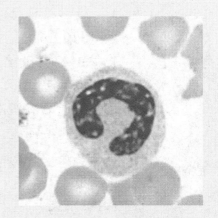 图9-34 中性杆状核粒细胞
嗜酸性杆状核粒细胞（图9-35）	与中性杆状核粒细胞相似，突出特点是：胞质中充满大小一致、圆形、粗大、分布均匀、有折光性的橘红色嗜酸性颗粒	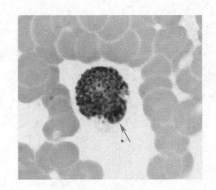 图9-35 嗜酸性杆状核粒细胞

名称	形态特征	典型形态
嗜碱性杆状核粒细胞（图9-36）	与中性杆状核粒细胞相似，突出特点是：胞质中含有大小不等、分布不均的（甚至盖核上）深紫黑色嗜碱性颗粒	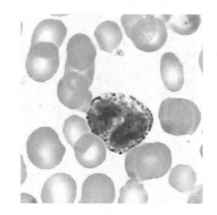 图9-36　嗜碱性杆状核粒细胞
中性分叶核粒细胞（图9-37）	大小：10~15μm 胞核：呈分叶状，核丝相连 核染色质：粗块状 核仁：无 胞质：多，粉红色 颗粒：量多，细小，均匀，淡紫红色	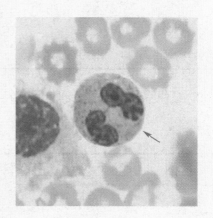 图9-37　中性分叶核粒细胞
嗜酸性分叶核粒细胞（图9-38）	与中性分叶核粒细胞相似，突出特点是：胞质中充满大小一致、圆形、粗大、分布均匀、有折光性的橘红色嗜酸性颗粒	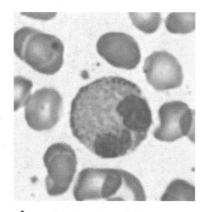 图9-38　嗜酸性分叶核粒细胞

名称	形态特征	典型形态
嗜碱性分叶核粒细胞（图9-39）	与中性分叶核粒细胞相似，突出特点是：胞质中含有大小不等、分布不均的（甚至盖核上）深紫黑色嗜碱性颗粒	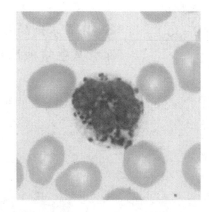图9-39　嗜碱性分叶核粒细胞

2. 红细胞系各阶段细胞形态特征　见表9-6。

表9-6　红细胞系各阶段细胞形态特征

名称	形态特征	典型形态
原始红细胞（图9-40）	大小：15~20μm 形态：圆形或椭圆形 胞核：较大，位于中央或稍偏一旁，核膜清楚 核染色质：细致的颗粒状，紫红色 核仁：1~2个，有凹陷感 胞质：量少，不透明深蓝色，常有核周淡染区	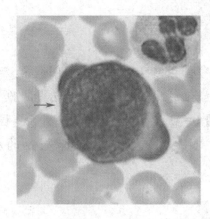图9-40　原始红细胞

名称	形态特征	典型形态
早幼红细胞 （图9-41）	大小：15~18μm 形态：圆形或椭圆形 胞核：圆形或椭圆形，占细胞2/3以上 核染色质：粗糙颗粒状，但已开始聚集、不均，深紫红色 核仁：消失，有时可见痕迹 胞质：深蓝色，有时较原始红细胞深，有时则浅，仍不均匀	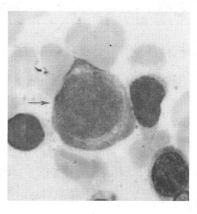 图9-41　早幼红细胞
中幼红细胞 （图9-42）	大小：8~15μm 形态：圆形或椭圆形 胞核：较小、居中，占1/2~2/3 核染色质：紧密成块，似打碎饼干状 核仁：消失 胞质：量较少，多呈灰蓝色，灰色或红蓝色	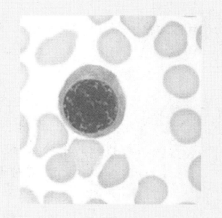 图9-42　中幼红细胞
晚幼红细胞 （图9-43）	大小：7~10μm 形态：圆形或椭圆形 胞核：较小，圆形，占细胞1/2以下 核染色质：较深的破墨块结构，晚期呈碳核 核仁：消失 胞质：增多，淡粉红色或粉红色	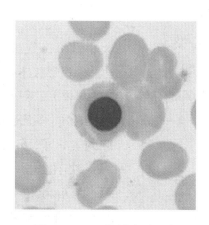 图9-43　晚幼红细胞

3. 巨核细胞系各阶段细胞形态特征　见表9-7。

表9-7　巨核细胞系各阶段细胞形态特征

名称	形态特征	典型形态
原始巨核细胞 （图9-44）	大小：15~30μm 形态：不规则圆形 胞核：巨大，圆形、椭圆形或不规则形 核仁：不规则，2~3个，有时不太清楚 核染色质：粗颗粒状，有聚集紧密感 胞质：量较少，深蓝色，不均匀，不透明，有泡沫感，边缘浓染 颗粒：无	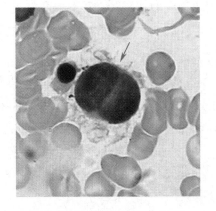 图9-44　原始巨核细胞
幼稚巨核细胞 （图9-45）	大小：30~50μm 形态：多呈不规则圆形或椭圆形，可有伪足 胞核：巨大，圆形、肾形或不规则圆形 核染色质：较粗，常呈条纹状或平行排列的条块状，染紫红色 核仁：多无，有时可见核仁残痕 胞质：较丰富，一般较原始巨核细胞多，外形不规则，常有瘤状突出 颗粒：可见少数紫红色嗜天青颗粒，弥散或融合胞质一处	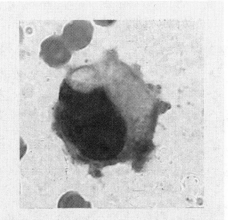 图9-45　幼稚巨核细胞
颗粒型巨核细胞 （图9-46）	大小：40~70μm以上，大小差异明显 形态：外形极不规则，常有凹陷、突出 胞核：较大，不规则形 核染色质：多呈浓密条块状，深紫红色 胞质：丰富，多呈灰蓝或淡红色，边缘残缺不全 颗粒：充满中等大小、形态均一、紫红色的嗜天青颗粒	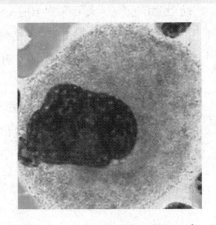 图9-46　颗粒型巨核细胞

名称	形态特征	典型形态
产血小板型巨核细胞（图9-47）	大小40~100μm，有时可达100μm以上，细胞特征与颗粒型巨核细胞相似，突出特点是：其胞质内颗粒增多，呈粉红色，颗粒密集成簇，每个簇有十余个颗粒组成，簇间由较清晰的胞质区分开，且有三五成群血小板形成；在晚期，胞质充满完整血小板。核形不规则呈分叶状或互相重叠，核染色质呈条块状，浓集	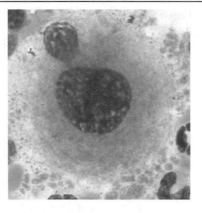图9-47 产血小板型巨核细胞
裸核型巨核细胞（图9-48）	是产血小板型巨核细胞的胞质解体后，释放出大量血小板，仅剩一个细胞核	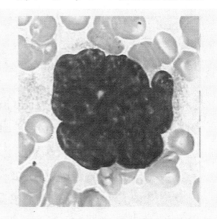图9-48 裸核型巨核细胞

4. 淋巴细胞系各阶段细胞形态特征　见表9-8。

表9-8　淋巴细胞系各阶段细胞形态特征

名称	形态特征	典型形态
原始淋巴细胞（图9-49）	大小：10~18μm 形态：圆形或椭圆形 胞核：较大，占整个细胞大部分，常位于中央或偏于一侧 核染色质：呈浓密的颗粒状，尤其靠核的周缘明显，使核膜增厚 核仁：1~2个，较小，淡蓝色，清楚 胞质：极少，多呈天蓝色 颗粒：无	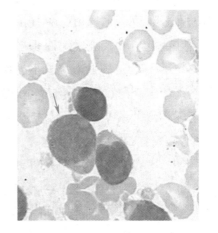图9-49 原始淋巴细胞

名称	形态特征	典型形态
幼稚淋巴细胞 （图 9-50）	大小：10~16μm 形态：圆形或椭圆形 胞核：多呈圆形或不规则圆形 核染色质：较原始淋巴细胞更浓密，颗粒状，核膜增厚 核仁：消失 胞质：较多，天蓝色，清晰透明 颗粒：多数无，偶见少数嗜天青颗粒	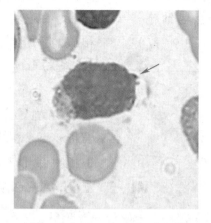 图 9-50　幼稚淋巴细胞
大淋巴细胞 （图 9-51）	大小：10~15μm 形态：不规则圆形 胞核：多呈圆形，有凹陷或突出 核染色质：粗糙紧密，局部成堆，从核周向核内浓聚，中央着色较淡 核仁：无 胞质：丰富，淡蓝色，清晰透明 颗粒：常有大小不等，圆形，紫红色的嗜天青颗粒	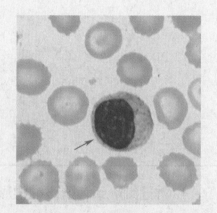 图 9-51　大淋巴细胞
小淋巴细胞 （图 9-52）	大小：6~10μm 形态：圆形 胞核：圆形，偶见有凹陷 核染色质：粗糙紧密，排列均匀，无空隙，但常有隐约成块现象，核膜明显 核仁：无 胞质：天蓝或灰蓝色 颗粒：一般无，偶见几个大小不等、圆形的嗜天青颗粒	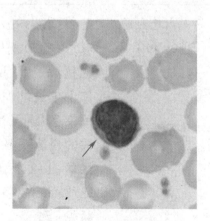 图 9-52　小淋巴细胞

5. 单核细胞系各阶段细胞形态特征　见表9-9。

表9-9　单核细胞系各阶段细胞形态特征

名称	形态特征	典型形态
原始单核细胞 （图9-53）	大小：14~25μm 形态：圆形或不规则形 胞核：圆形或不规则形，有时折叠或有扭曲现象 核染色质：纤细，疏松似网 核仁：1~3个，常大而明显 胞质：丰富，不透明的毛玻璃样，蓝色或灰蓝色 颗粒：无颗粒	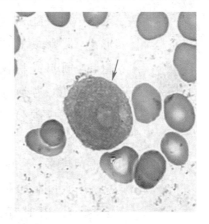 图9-53　原始单核细胞
幼稚单核细胞 （图9-54）	大小：15~25μm 形态：圆形或不规则形 胞核：大，多不规则，可有凹陷、切痕、折叠 核染色质：略粗于原单细胞 核仁：消失或模糊不清 胞质：量多，灰蓝色 颗粒：含有细小的紫红色嗜天青颗粒	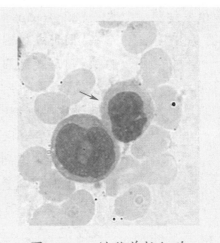 图9-54　幼稚单核细胞
单核细胞 （图9-55）	大小：15~25μm 形态：圆形或椭圆形 胞核：大，呈不规则圆形、肾形、马蹄形、元宝形或不规则折叠卷曲 核染色质：细致疏松 核仁：无 胞质：较多，淡蓝色、灰蓝色，常呈毛玻璃样半透明 颗粒：含有许多细小灰尘样紫红色嗜天青颗粒	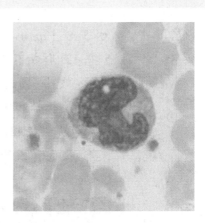 图9-55　单核细胞

6. 浆细胞系各阶段细胞形态特征　见表 9-10。

表 9-10　浆细胞系各阶段细胞形态特征

名称	形态特征	典型形态
原始浆细胞 （图 9-56）	大小：14~18μm 形态：圆形或椭圆形 胞核：圆形或椭圆形,位于细胞中央或稍偏位,占细胞 2/3 左右 核染色质：粗粒网状 核仁：2~5 个 胞质：较多,天蓝或浅蓝色,有浑浊感,有不明显的核旁淡染现象 颗粒：无,有时可见空泡	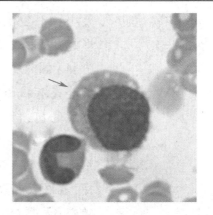 图 9-56　原始浆细胞
幼稚浆细胞 （图 9-57）	大小：12~16μm 形态：圆形或椭圆形 胞核：圆形或椭圆形,位于细胞中央或稍偏位,占细胞 1/2 左右 核染色质：颗粒状,开始浓集呈点块状,但尚无车轮状结构,染紫红色 核仁：消失或模糊不清 胞质：少时深蓝色,多时色浅,有浑浊感或泡沫感,有核旁淡染区,有时可见空泡 颗粒：有时可见	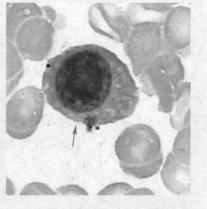 图 9-57　幼稚浆细胞
浆细胞 （图 9-58）	大小：8~15μm 形态：圆形或不规则形 胞核：较小,圆形或椭圆形,有明显偏位,核长轴和细胞长轴垂直 核染色质：极粗糙,浓密不均,车轮状排列、龟背或浓密块状 核仁：消失 胞质：丰富,深蓝、浅蓝或灰蓝色,有泡沫感,有明显核旁淡染区,可见空泡 颗粒：有时可见	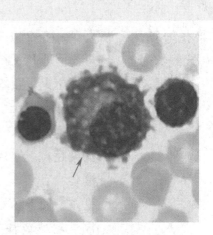 图 9-58　浆细胞

7. 常见的非造血细胞形态特征　见表 9-11。

表 9-11　常见的非造血细胞形态特征

名称	形态特征	典型形态
内皮细胞 （图 9-59）	大小：8~20μm 形态：圆形、菱形或不规则形 胞核：圆形或椭圆形，位于中央或偏于一侧 核染色质：较疏松粗粒状 核仁：偶见 胞质：灰蓝色，丰富，有的呈毛絮状突出 颗粒：可含有	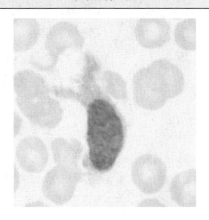 图 9-59　内皮细胞
成骨细胞 （图 9-60）	大小：25~40μm 形态：长椭圆或不规则形 胞核：较小，圆形或椭圆形，偏位一端 核染色质：疏松粗网状 核仁：1~2 个 胞质：丰富，深蓝或灰蓝色，常掺杂不融合的紫色，着色不均。胞浆中染色浅的区域称为初浆区，成骨细胞的初浆区在胞质中央。胞浆厚实感，不透明	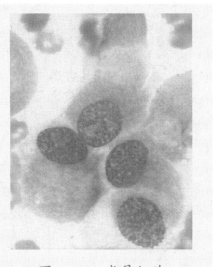 图 9-60　成骨细胞
破骨细胞 （图 9-61）	大小：60~100μm 形态：外形不规则，常呈多边多角形 胞核：较小，圆形或椭圆形，多个或数十个，大小相似，分散且排列无规律 核染色质：疏松网状结构 胞质：极为丰富，呈淡蓝色、淡红色或红蓝相间，胞质中常含有细小或粗大的紫红色颗粒 颗粒：可见分散，疏松，大小不均的紫红色颗粒	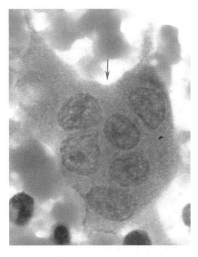 图 9-61　破骨细胞

名称	形态特征	典型形态
组织嗜碱细胞 （图 9-62）	大小：12~20μm 形态：不规则形，多边形、多角形 胞核：较小，圆形或椭圆形，有颗粒感，尤如嵌入莲子的莲蓬头 核染色质：粗糙块状 核仁：无 胞质：量多 颗粒：充满大小相似的圆形、粗大、均匀、紧密的紫黑色嗜碱性颗粒；可部分甚至全部掩盖核	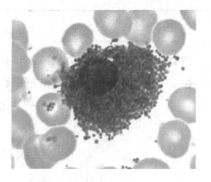 图 9-62　组织嗜碱细胞
脂肪细胞 （图 9-63）	大小：60~100μm 形态：圆形或椭圆形 胞核：较小，形状不规则，常被挤压在一边 核染色质：致密，网状 核仁：无 胞质：淡粉红色或浅紫色 颗粒：胞质内充满大量脂肪小球，大小不等呈薄膜状或空泡样	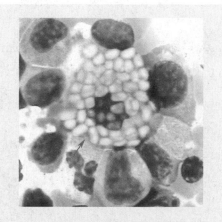 图 9-63　脂肪细胞
组织细胞 （图 9-64）	大小：15~25μm，大小相差悬殊 形态：圆形或椭圆形，边缘清楚，也可呈菱形或不规则形 胞核：较大，不规则圆形，位于中央或偏于一侧 核染色质：均匀，疏松网状 核仁：1~3 个，圆形或不规则圆形，大而蓝，边缘常模糊不清 胞质：丰富，灰蓝色、蓝色或淡紫红色 颗粒：可含有数量不一的嗜天青颗粒	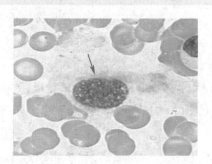 图 9-64　组织细胞

【注意事项】

1. 每张骨髓涂片染色效果略有不同，最好先观察整张涂片，了解细胞受色情况，有助于做出正确判断。

2. 低倍镜选择染色良好的骨髓涂片,观察体尾交界、细胞分布均匀的区域。如选择区域不当,会影响血细胞的准确判断。

3. 原始细胞虽各有特征,但也有很多相似之处,往往难以鉴别。除依靠相应的细胞化学染色方法协助区别外,也可根据下游阶段的幼稚细胞或成熟细胞类型,推测其原始细胞是某系细胞。

4. 非造血细胞胞体较大、数量少,一般先低倍镜查找,找到疑似细胞后再通过油镜视野确认。

5. 由于细胞形态变化多样,故观察细胞时不能只抓住某一两个特征,就轻易地做出否定或肯定性判断。应全面观察细胞,如从细胞的大小、核质比例、核形、染色质结构、核仁、胞质着色和颗粒等方面进行综合分析,同时要注意与周围细胞进行比较。

【实训结果】

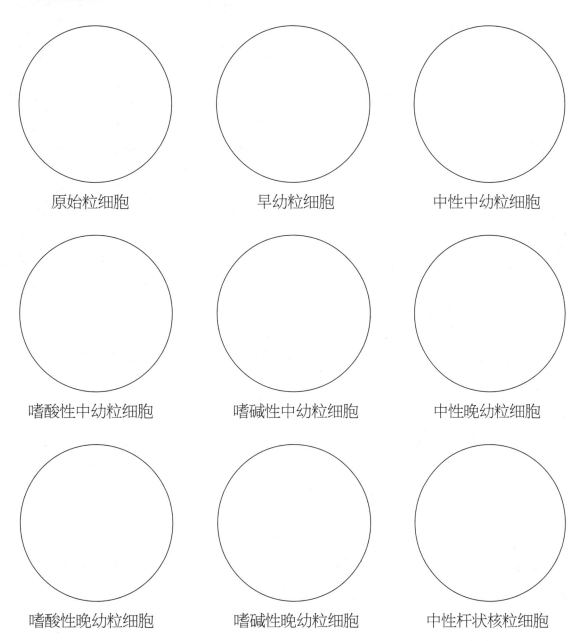

原始粒细胞　　　　　　早幼粒细胞　　　　　　中性中幼粒细胞

嗜酸性中幼粒细胞　　　嗜碱性中幼粒细胞　　　中性晚幼粒细胞

嗜酸性晚幼粒细胞　　　嗜碱性晚幼粒细胞　　　中性杆状核粒细胞

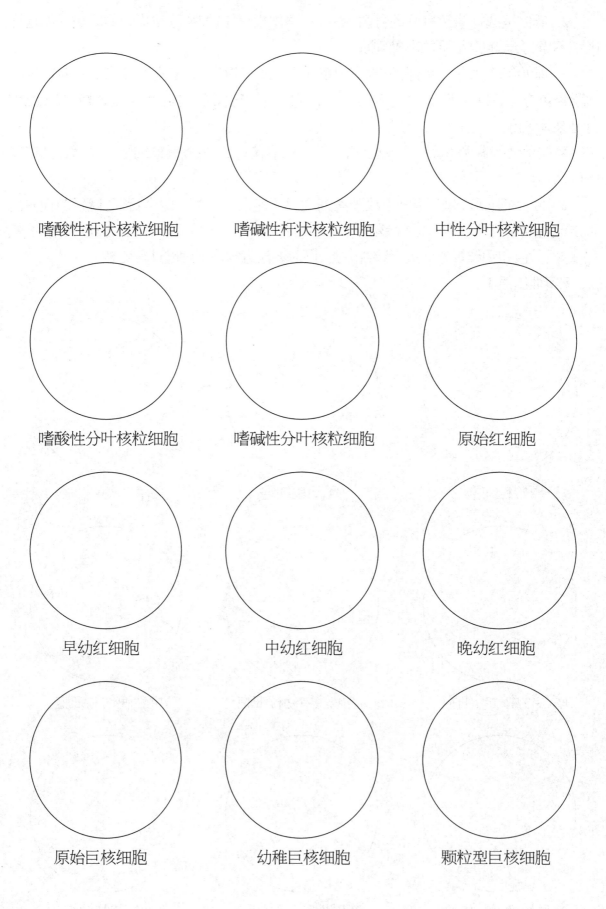

嗜酸性杆状核粒细胞　　　嗜碱性杆状核粒细胞　　　中性分叶核粒细胞

嗜酸性分叶核粒细胞　　　嗜碱性分叶核粒细胞　　　原始红细胞

早幼红细胞　　　　　　　中幼红细胞　　　　　　　晚幼红细胞

原始巨核细胞　　　　　　幼稚巨核细胞　　　　　　颗粒型巨核细胞

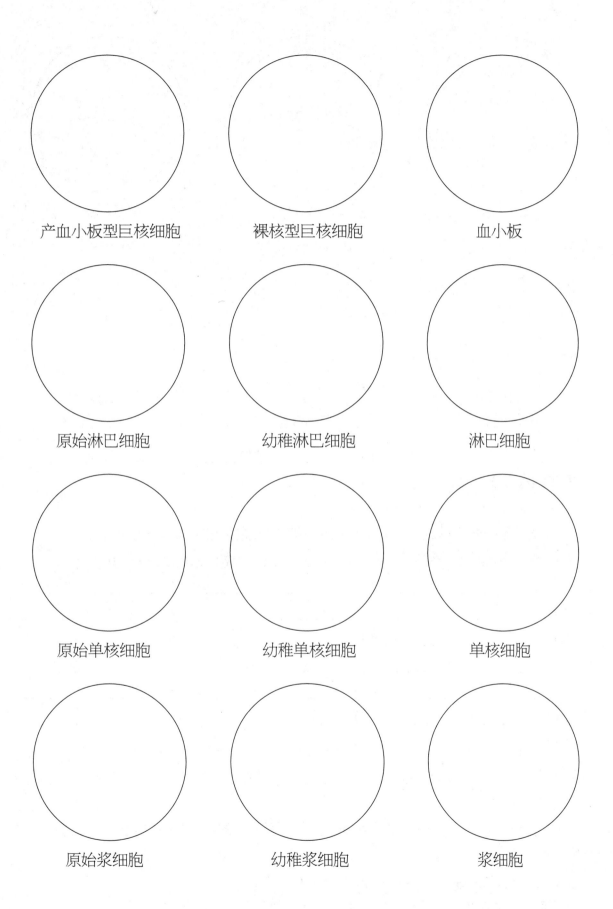

产血小板型巨核细胞　　裸核型巨核细胞　　血小板

原始淋巴细胞　　幼稚淋巴细胞　　淋巴细胞

原始单核细胞　　幼稚单核细胞　　单核细胞

原始浆细胞　　幼稚浆细胞　　浆细胞

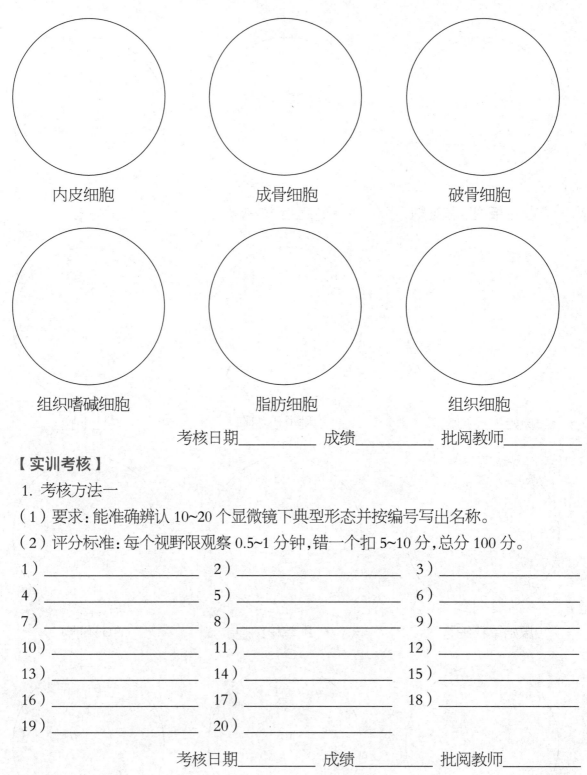

内皮细胞   成骨细胞   破骨细胞

组织嗜碱细胞   脂肪细胞   组织细胞

考核日期_____ 成绩_____ 批阅教师_____

【实训考核】

1. 考核方法一

（1）要求：能准确辨认 10~20 个显微镜下典型形态并按编号写出名称。

（2）评分标准：每个视野限观察 0.5~1 分钟,错一个扣 5~10 分,总分 100 分。

1）_____   2）_____   3）_____

4）_____   5）_____   6）_____

7）_____   8）_____   9）_____

10）_____   11）_____   12）_____

13）_____   14）_____   15）_____

16）_____   17）_____   18）_____

19）_____   20）_____

考核日期_____ 成绩_____ 批阅教师_____

2. 考核方法二

（1）要求：在编号中选取 25 个细胞,上交典型形态的电子图片 25 张,并标注编号及名称。

（2）评分标准：每错一个扣 4 分,总分 100 分。

1）原始粒细胞   （　　）   2）早幼粒细胞   （　　）

3）中性中幼粒细胞	（　）	4）嗜酸性中幼粒细胞	（　）
5）嗜碱性中幼粒细胞	（　）	6）中性晚幼粒细胞	（　）
7）嗜酸性晚幼粒细胞	（　）	8）嗜碱性晚幼粒细胞	（　）
9）原始红细胞	（　）	10）早幼红细胞	（　）
11）中幼红细胞	（　）	12）晚幼红细胞	（　）
13）原始巨核细胞	（　）	14）幼稚巨核细胞	（　）
15）颗粒型巨核细胞	（　）	16）产血小板型巨核细胞	（　）
17）裸核型巨核细胞	（　）	18）原始淋巴细胞	（　）
19）幼稚淋巴细胞	（　）	20）原始单核细胞	（　）
21）幼稚单核细胞	（　）	22）原始浆细胞	（　）
23）幼稚浆细胞	（　）	24）浆细胞	（　）
25）内皮细胞	（　）	26）成骨细胞	（　）
27）组织嗜碱细胞	（　）	28）破骨细胞	（　）
29）脂肪细胞	（　）	30）组织细胞	（　）

考核日期 _____ 成绩 _____ 批阅教师 _____

（许运涛）

任务二　常见贫血血象和骨髓象检验

 案例导入

患者，男，28 岁，油漆工人。因面色苍白、心悸，伴下肢反复瘀点 1 年、加重 2 个月就诊。查体：重度贫血貌，HR 120 次 /min，肝脾未触及。实验室检查：RBC 2.0×10^{12}/L，HGB 60g/L，WBC 2.1×10^9/L，PLT 35×10^9/L，RET 0.1%。骨髓检查示增生极度减低，三系下降，巨核细胞全片未见。

问题：

1. 该患者血象和骨髓象有哪些典型特点？

2. 最可能的贫血类型？

【实训准备】

1. 器材　显微镜、香柏油、二甲苯和擦镜纸等。

2. 标本　缺铁性贫血、巨幼红细胞贫血、再生障碍性贫血及溶血性贫血的骨髓涂片和血涂片。

【实训步骤】

将标本涂片置于载物台上,先用低倍镜观察,选择体尾交界、细胞分布均匀、染色良好的区域,在涂片上滴一滴香柏油,油镜计数 200~500 个有核细胞,同时观察细胞形态变化。

【观察内容】

1. 缺铁性贫血(IDA)形态特征

(1)血象特征:小细胞低色素性贫血。红细胞大小不等,以小细胞为主,中心淡染区扩大,严重者可见环形红细胞及幼稚红细胞,异形红细胞增多。白细胞数量大致正常,各种白细胞比例及形态大致正常。血小板易见,形态大致正常(图 9-65)。

(2)骨髓象特征:骨髓增生明显活跃或活跃,粒红比值降低。红细胞系增生,以中、晚幼红细胞为主,其形态特征是:胞体较正常同阶段细胞小;胞质少而着色偏蓝,边缘不规则,呈锯齿状;胞核小、核染色质致密、深染,呈"老核幼质"。成熟红细胞大小不等,以小细胞为主,中心淡染区扩大。粒细胞系细胞相对减低,各阶段细胞形态大致正常。淋巴细胞、单核细胞和巨核细胞大致正常(图 9-66)。

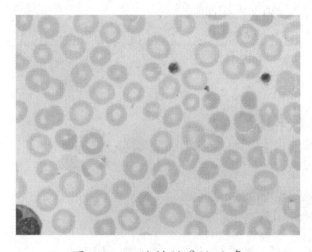

图 9-65　缺铁性贫血血象

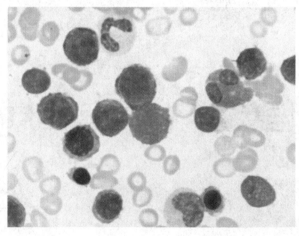

图 9-66　缺铁性贫血骨髓象

2. 巨幼红细胞贫血(MA)形态特征

(1)血象特征:常为大细胞正色素性贫血。红细胞明显大小不等,形态不规则,以椭圆形大红细胞多见,着色较深,异形红细胞增多,可见巨红细胞、点彩红细胞、有核红细胞及豪-乔小体(Howell-Jolly body)。白细胞正常或减少,成熟粒细胞分叶过多。血小板正常或减低,可见巨大血小板(图 9-67)。

(2)骨髓象特征:骨髓增生明显活跃或活跃,红细胞系、粒细胞系和巨核细胞系细胞均出现巨幼样变。红细胞系明显增生,粒红比值降低或倒置,各阶段巨幼红细胞明显增多,其比例常 >10%。核分裂象和豪-乔小体易见,可见核畸形、核碎裂和多核巨幼红细胞。粒细胞系细胞比例相对降低,可见巨幼样变,以巨晚幼粒细胞和巨杆状核粒细胞多见,成熟粒细胞分叶过多。巨核细胞正常或减少,可见多核巨核细胞(图 9-68)。

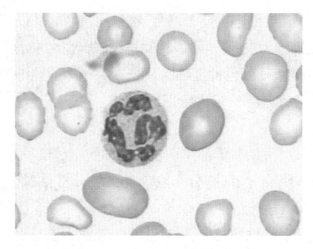
图 9-67　巨幼红细胞贫血血象

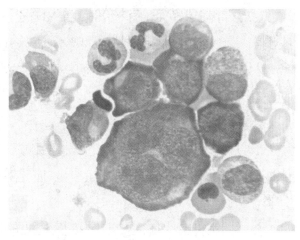
图 9-68　巨幼红细胞贫血骨髓象

3. 再生障碍性贫血（AA）形态特征

（1）血象特征：全血细胞减少。为正细胞正色素性贫血，成熟红细胞形态大致正常；中性粒细胞明显减少，淋巴细胞相对增多；血小板不仅数量减少，而且体积小和颗粒减少（图 9-69）。

（2）骨髓象特征：骨髓增生减低或重度减低。红细胞系、粒细胞系和巨核细胞系细胞明显减少，早期幼稚细胞减少或不见，尤其巨核细胞明显减少或缺如。淋巴细胞相对增多，非造血细胞易见。骨髓小粒为空网状结构或一团纵横交错的纤维网，其中造血细胞极少，以非造血细胞为主（图 9-70）。

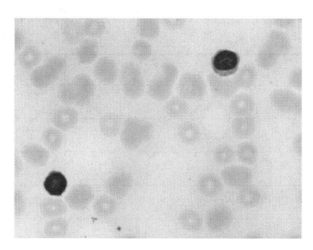
图 9-69　再生障碍性贫血血象

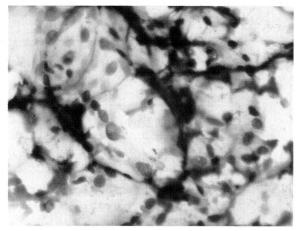
图 9-70　再生障碍性贫血骨髓象

4. 溶血性贫血形态特征

（1）血象特征：红细胞和血红蛋白减少，二者多呈平行性下降，MCV 可见增高。白细胞计数常增高，可见核象左移现象。血小板可呈反应性增高。成熟红细胞大小不均，易见大红细胞，嗜多色性红细胞增多，并可见豪-乔小体、卡伯特环（Cabot ring）及出现幼稚红细胞。网织红细胞明显增多，网织红细胞常 >10%。

（2）骨髓象特征：有核细胞增生明显活跃。红细胞系显著增生，粒红比值明显减低或倒置。幼稚红细胞比例常 >40%，以中幼红细胞为主，其他阶段的幼稚红细胞也相应增多，易见核分裂象。成熟红细胞中易见大红细胞、嗜多色性红细胞及豪 - 乔小体。粒细胞系相对减少，各阶段细胞形态大致正常。巨核细胞系一般大致正常。

【注意事项】

1. 片尾和两侧体积较大的细胞相对较多，而片头和体部体积较小的细胞相对较多，体尾交界区域细胞比例适当。所以应选择体尾交界、细胞分布均匀的区域，进行细胞分类。

2. 注意缺铁性贫血和非缺铁性贫血的鉴别，缺铁性贫血铁染色时内、外铁明显减少或消失，而非缺铁性贫血时正常或增加。

3. 再生障碍性贫血骨髓穿刺液涂片后可见脂肪滴明显增多、骨髓液稀薄等特征。

4. 急性再生障碍性贫血的骨髓象一般比较典型，慢性再生障碍性贫血的骨髓可以有散在增生灶，骨髓可以出现有核细胞增生活跃（但巨核细胞明显减少或缺如），无病态造血。

【实训结果】

填写血细胞分类草稿。

血细胞分类草稿

科别_____病室_____姓名_____病案号_____涂片号_____
临床诊断_____采取日期_____采取部位_____

细胞名称			血细胞分类	小计
粒细胞系统	原始粒细胞			
	早幼粒细胞			
	中性粒细胞	中幼		
		晚幼		
		杆状核		
		分叶核		
	嗜酸性粒细胞	中幼		
		晚幼		
		杆状核		
		分叶核		

细胞名称			血细胞分类	小计
粒细胞系统	嗜碱性粒细胞	中幼		
		晚幼		
		杆状核		
		分叶核		
红细胞系统	原始红细胞			
	早幼红细胞			
	中幼红细胞			
	晚幼红细胞			
	早巨幼红细胞			
	中巨幼红细胞			
	晚巨幼红细胞			
淋巴细胞系统	原始淋巴细胞			
	幼稚淋巴细胞			
	淋巴细胞			
单核细胞系统	原始单核细胞			
	幼稚单核细胞			
	单核细胞			
浆细胞系统	原始浆细胞			
	幼稚浆细胞			
	浆细胞			
其他	组织细胞			
	内皮细胞			
	组织嗜碱细胞			
	吞噬细胞			
	分类不明细胞			
有核细胞数				

【实训报告】

填写骨髓检验报告单。

骨髓检验报告单

科别_____病室_____姓名_____

细胞名称			血片	骨髓片		
			%	$\overline{x}$	± SD	%
粒细胞系统	原始粒细胞			0.42	0.42	
	早幼粒细胞			1.27	0.81	
	中性粒细胞	中幼		7.23	2.77	
		晚幼		11.36	2.93	
		杆状核		20.01	4.47	
		分叶核		12.85	4.38	
	嗜酸性粒细胞	中幼		0.50	0.49	
		晚幼		0.80	0.64	
		杆状核		1.06	0.95	
		分叶核		1.90	1.48	
	嗜碱性粒细胞	中幼		0.01	0.03	
		晚幼		0.02	0.03	
		杆状核		0.03	0.07	
		分叶核		0.16	0.24	
红细胞系统	原始红细胞			0.37	0.36	
	早幼红细胞			1.34	0.88	
	中幼红细胞			9.45	3.33	
	晚幼红细胞			9.64	3.50	
	早巨幼红细胞					
	中巨幼红细胞					
	晚巨幼红细胞					
淋巴细胞系统	原始淋巴细胞			0.01	0.01	
	幼稚淋巴细胞			0.08	0.15	
	淋巴细胞			18.90	5.46	
单核细胞系统	原始单核细胞			0.01	0.02	
	幼稚单核细胞			0.06	0.07	
	单核细胞			1.45	0.88	

病案号_____

涂片号_____

临床诊断_____

采取日期____年__月__日

采取部位_____

形态特征_____

224

细胞名称		血片	骨髓片		
		%	$\overline{x}$	$\pm SD$	%
浆细胞系统	原始浆细胞		0.002	0.01	
	幼稚浆细胞		0.03	0.07	
	浆细胞		0.54	0.38	
其他	组织细胞		0.16	0.20	
	内皮细胞		0.01	0.04	
	组织嗜碱细胞		0.02	0.03	
	吞噬细胞		0.18	0.19	
	分类不明细胞		0.02	0.04	
有核细胞数					

诊断意见及建议：

检验者_____

检验日期____年__月__日

考核日期_____ 成绩_____ 批阅教师_____

任务三 常见白血病血象和骨髓象检验

一、急性淋巴细胞白血病

案例导入

患者,男,15岁。发热,全身骨关节痛,腋窝、腹股沟淋巴结肿大如指头大小,肝肋下3cm,脾肋下4cm。WBC4.2×10⁹/L,原始＋幼稚细胞≥73%,此类细胞胞体大小不一,核稍圆,染色质较粗,核仁小且不清晰,胞质少,浅蓝色,过氧化物酶染色(POX)(－),CD10(＋),CD19(＋)。

问题：

1. 该患者的实验室检查结果有何特点?

2. 该患者可能患有什么病?

【实训准备】

1. 器材　显微镜、香柏油、二甲苯和擦镜纸等。

2. 标本　急性淋巴细胞白血病骨髓涂片。

【实训步骤】

将骨髓涂片置于载物台上,先用低倍镜观察,选择体尾交界、细胞分布均匀、染色良好的区域,在涂片上滴一滴香柏油,油镜计数 200~500 个有核细胞,同时观察细胞形态变化。

【观察内容】

1. 急性淋巴细胞白血病的分型标准　见表 9-12。

表 9-12　急性淋巴细胞白血病的分型标准

分型依据	L_1 型	L_2 型	L_3 型
细胞大小	小细胞为主,大小较一致	大细胞为主,大小不一致	大细胞为主,大小较一致
核染色质	较粗,每例结构较一致	较疏松,每例结构较不一致	呈细点状,均匀
核形	规则,偶有凹陷或折叠	不规则,凹陷或折叠常见	较规则
核仁	小而不清楚,少或不见	清楚,1个或多个	明显,1个或多个,呈小泡状
胞质量	少	不定,常较多	较多
胞质嗜碱性	轻或中度	不定,有些细胞深染	深蓝
胞质空泡	不定	不定	常明显,呈蜂窝状

2. 急性淋巴细胞白血病（ALL-L_1）骨髓象　见图 9-71。

3. 急性淋巴细胞白血病（ALL-L_2）骨髓象　见图 9-72。

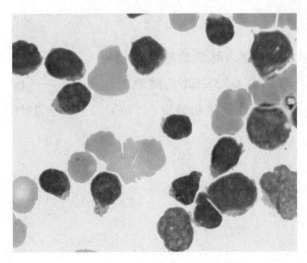

图 9-71　急性淋巴细胞白血病
（ALL-L_1）骨髓象

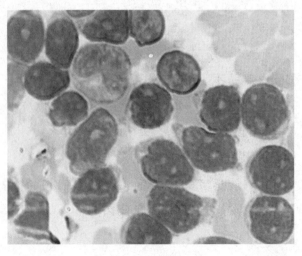

图 9-72　急性淋巴细胞白血病
（ALL-L_2）骨髓象

4. 急性淋巴细胞白血病（ALL-L₃）骨髓象　见图 9-73。

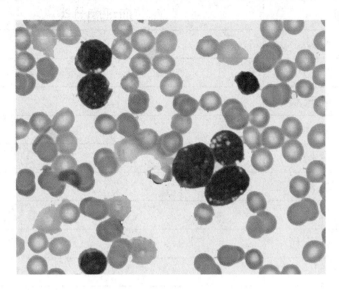

图 9-73　急性淋巴细胞白血病（ALL-L₃）骨髓象

【注意事项】

1. 分类急性白血病细胞时,对于少数不典型的细胞应采用大数归类法,即介于两个系统之间的细胞难以判断时,将它归入细胞多的细胞系列。

2. 涂抹细胞在急性淋巴细胞白血病中易见,这是淋巴细胞白血病的特点之一,但涂抹细胞并不是淋巴细胞白血病独有。

3. 骨髓增生极度活跃时,最好计数 500 个有核细胞,以减少误差。

【实训结果】

填写血细胞分类草稿。

血细胞分类草稿

科别_____病室_____姓名_____病案号_____涂片号_____
临床诊断_____采取日期_____采取部位_____

细胞名称			血细胞分类	小计
粒细胞系统	原始粒细胞			
	早幼粒细胞			
	中性粒细胞	中幼		
		晚幼		
		杆状核		
		分叶核		

细胞名称			血细胞分类	小计
粒细胞系统	嗜酸性粒细胞	中幼		
		晚幼		
		杆状核		
		分叶核		
	嗜碱性粒细胞	中幼		
		晚幼		
		杆状核		
		分叶核		
红细胞系统	原始红细胞			
	早幼红细胞			
	中幼红细胞			
	晚幼红细胞			
	早巨幼红细胞			
	中巨幼红细胞			
	晚巨幼红细胞			
淋巴细胞系统	原始淋巴细胞			
	幼稚淋巴细胞			
	淋巴细胞			
单核细胞系统	原始单核细胞			
	幼稚单核细胞			
	单核细胞			
浆细胞系统	原始浆细胞			
	幼稚浆细胞			
	浆细胞			
其他	组织细胞			
	内皮细胞			
	组织嗜碱细胞			
	吞噬细胞			
	分类不明细胞			
有核细胞数				

【实训报告】

填写骨髓检验报告单。

骨髓检验报告单

科别_____病室_____姓名_____

细胞名称		血片	骨髓片			病案号_____
		%	$\bar{x}$	± SD	%	
粒细胞系统	原始粒细胞		0.42	0.42		
	早幼粒细胞		1.27	0.81		
	中性粒细胞 中幼		7.23	2.77		
	晚幼		11.36	2.93		
	杆状核		20.01	4.47		
	分叶核		12.85	4.38		
	嗜酸性粒细胞 中幼		0.50	0.49		
	晚幼		0.80	0.64		
	杆状核		1.06	0.95		
	分叶核		1.90	1.48		
	嗜碱性粒细胞 中幼		0.01	0.03		
	晚幼		0.02	0.03		
	杆状核		0.03	0.07		
	分叶核		0.16	0.24		
红细胞系统	原始红细胞		0.37	0.36		
	早幼红细胞		1.34	0.88		
	中幼红细胞		9.45	3.33		
	晚幼红细胞		9.64	3.50		
	早巨幼红细胞					
	中巨幼红细胞					
	晚巨幼红细胞					
淋巴细胞系统	原始淋巴细胞		0.01	0.01		
	幼稚淋巴细胞		0.08	0.15		
	淋巴细胞		18.90	5.46		
单核细胞系统	原始单核细胞		0.01	0.02		
	幼稚单核细胞		0.06	0.07		
	单核细胞		1.45	0.88		

病案号_____

涂片号_____

临床诊断_____

采取日期____年__月__日

采取部位_____

形态特征_____

细胞名称		血片	骨髓片		
		%	$\overline{x}$	$\pm SD$	%
浆细胞系统	原始浆细胞		0.002	0.01	
	幼稚浆细胞		0.03	0.07	
	浆细胞		0.54	0.38	
其他	组织细胞		0.16	0.20	
	内皮细胞		0.01	0.04	
	组织嗜碱细胞		0.02	0.03	
	吞噬细胞		0.18	0.19	
	分类不明细胞		0.02	0.04	
有核细胞数					

诊断意见及建议：

检验者_____

检验日期____年__月__日

考核日期_____ 成绩_____ 批阅教师_____

二、急性髓细胞白血病

 案例导入

　　患者，男，45岁。因鼻出血、发热就诊。体温39℃，伴皮肤瘀点，肝脾肿大，颈部、颌下淋巴结肿大。中度贫血貌，皮肤黏膜可见散在的瘀点、瘀斑，浅表淋巴结无肿大，胸骨压痛（＋）。肝、脾未触及。实验室检查：WBC 2.0×10^9/L，HGB 50g/L，MCV 84fl，MCH 30.5pg，MCHC 287g/L，PLT 21×10^9/L。骨髓检查：异常早幼粒细胞占35% 有核细胞数（ANC）。

　　问题：

　　1. 该患者血象和骨髓象有哪些典型特点？

　　2. 据此你怀疑是什么病？

【实训准备】

　　1. 器材　显微镜、香柏油、二甲苯和擦镜纸等。

　　2. 标本　急性髓细胞白血病骨髓涂片和血涂片。

【实训步骤】

将标本涂片置于载物台上，先用低倍镜观察，选择体尾交界、细胞分布均匀、染色良好的区域,在涂片上滴一滴香柏油,油镜计数 200~500 个有核细胞,同时观察细胞形态变化。

【观察内容】

1. 急性粒细胞白血病未分化型(AML-M$_1$) 骨髓中原始粒细胞(Ⅰ型+Ⅱ型)≥90% 非红系细胞数(NEC),早幼粒细胞很少,中幼粒细胞以下阶段细胞不见或罕见。原始粒细胞核大,核染色质细致,核仁多且清晰,胞质染淡蓝色,可见奥尔小体(图 9-74)。

2. 急性粒细胞白血病部分分化型(AML-M$_2$)

(1)AML-M$_{2a}$:骨髓中原始粒细胞 30%~90%(NEC),单核细胞 <20%,早幼粒细胞以下阶段细胞 >10%(图 9-75)。

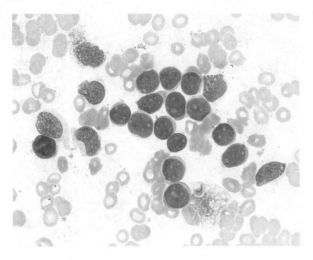

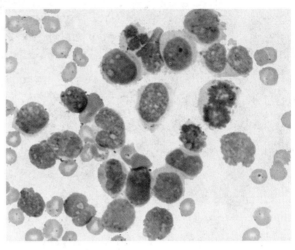

图 9-74　急性粒细胞白血病未分化型　图 9-75　急性粒细胞白血病部分分化型
　　　　　　(AML-M$_1$)骨髓象　　　　　　　　　　　(AML-M$_{2a}$)骨髓象

(2)AML-M$_{2b}$:骨髓中原始粒细胞和早幼粒细胞增多,以异常的中性中幼粒细胞增生为主,≥30%(NEC);该细胞胞核与胞质发育极不平衡,核染色质细致疏松,核仁 1~2 个,大而明显,胞质量丰富,染粉红色,含有大量细小粉红色中性颗粒,可见奥尔小体。

3. 急性早幼粒细胞白血病(AML-M$_3$)本病以外周血和骨髓中出现大量异常增生的早幼粒细胞为主要特征,骨髓中以异常早幼粒细胞为主,≥30%(ANC)。

(1)AML-M$_{3a}$:胞质中充满粗大、密集、深染的非特异性颗粒,可盖在核上而使核形态不清(图 9-76)。

(2)AML-M$_{3b}$:胞质中充满细小、密集、深染的非特异性颗粒,可盖在核上而使核形态不清。

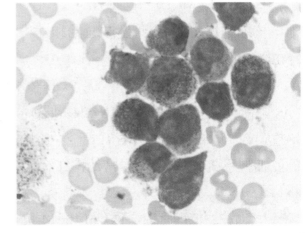

图 9-76　急性早幼粒细胞白血病
　　　　　　(AML-M$_{3a}$)骨髓象

4. 急性粒 – 单核细胞白血病（AML-M₄）

（1）AML-M₄ₐ：骨髓中以原始粒细胞及早幼粒细胞增生为主，≥30%（NEC），同时原始单细胞、幼稚单核细胞和单核细胞 >20%（NEC）（图 9-77）。

（2）AML-M₄ᵦ：骨髓中以原始单细胞、幼稚单核细胞增生为主，≥30%NEC，同时原始粒细胞和早幼粒细胞 >20%NEC。

（3）AML-M₄ᵧ：既具有粒细胞系又具有单核细胞系特征的原始细胞≥30%（ANC）。

（4）AML-M₄ₑₒ：除具有上述任何一型特征外，骨髓中异常的嗜酸性粒细胞 >5%。该细胞胞质中嗜酸性颗粒大而圆、着色较深（图 9-78）。

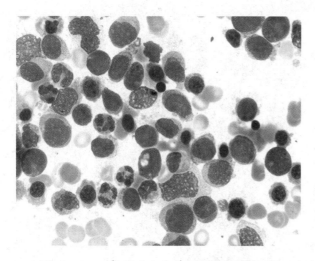

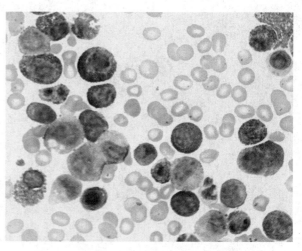

图 9-77　急性粒 – 单核细胞白血病
（AML-M₄ₐ）骨髓象

图 9-78　急性粒 – 单核细胞白血病
（AML-M₄ₑₒ）骨髓象

5. 急性单核细胞白血病（AML-M₅）

（1）AML-M₅ₐ：外周血可出现一定数量的原始、幼稚单核细胞，骨髓中以原始、幼稚单核细胞增生为主，骨髓中原始单核细胞≥80%（NEC）（图 9-79）。

（2）AML-M₅ᵦ：外周血可出现一定数量的原始、幼稚单核细胞，骨髓中以原始、幼稚单核细胞增生为主，骨髓中原始和幼稚单核细胞≥30%（NEC），原始单核细胞 <80%（NEC）（图 9-80）。

6. 急性红白血病（AML-M₆）　骨髓中红细胞系≥50%，常有形态学异常，红细胞系 PAS 阳性，原始粒细胞（或原始单核细胞 + 幼稚单核细胞）>30%（ANC），或血涂片中原始粒（或原始单核）细胞 >5%，骨髓中原始粒（或原幼单核）细胞≥20%（ANC）。部分病例红细胞系 30%~50%，而异常幼稚红细胞（巨幼样变，双核、多核、核碎裂）>10% 也可诊断（图 9-81）。

7. 急性巨核细胞白血病（AML-M₇）　骨髓中巨核细胞系异常增生，以原始、幼稚巨核细胞为主，其中原始巨核细胞≥30%（NEC），可见巨型原始巨核细胞和小巨核细胞。血涂片中也可见小巨核细胞及畸形和巨型的血小板（图 9-82）。

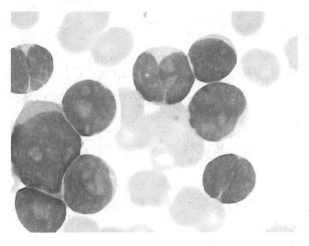

图 9-79　急性单核细胞白血病（AML-M_{5a}）骨髓象

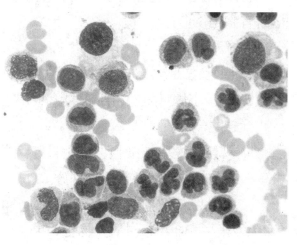

图 9-80　急性单核细胞白血病（AML-M_{5b}）骨髓象

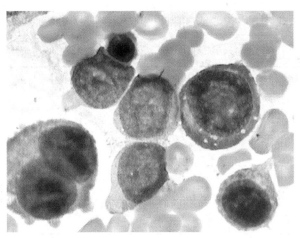
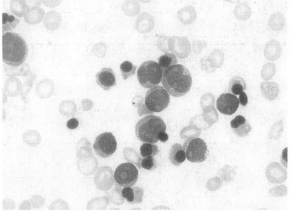

图 9-81　急性红白血病（AML-M_6）骨髓象

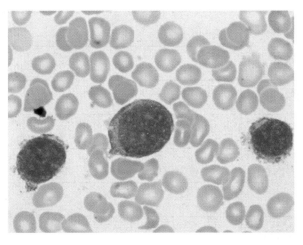

图 9-82　急性巨核细胞白血病（AML-M_7）骨髓象

骨髓象是诊断急性白血病的重要依据,同时也不能忽视血象,它是骨髓象的延续,对诊断有参考价值。

【注意事项】

1. 原始粒细胞分Ⅰ型和Ⅱ型,Ⅰ型胞质中无颗粒,Ⅱ型胞质中可见少量细小颗粒。

2. 奥尔小体对急性白血病的诊断和鉴别诊断有重要参考价值,是急性髓细胞白血病诊断标志之一。

3. 观察急性单核细胞白血病骨髓涂片时,要注意各阶段单核细胞的划分,尤其是幼稚单核细胞与成熟单核细胞的划分。

4. 急性巨核细胞白血病(AML-M$_7$)的诊断较困难,要综合细胞形态学、细胞化学染色、免疫表型和血小板过氧化物酶(PPO)等做出诊断。

【实训结果】

填写血细胞分类草稿。

血细胞分类草稿

科别_____病室_____姓名_____病案号_____涂片号_____

临床诊断_____采取日期_____采取部位_____

细胞名称			血细胞分类	小计
粒细胞系统	原始粒细胞			
	早幼粒细胞			
	中性粒细胞	中幼		
		晚幼		
		杆状核		
		分叶核		
	嗜酸性粒细胞	中幼		
		晚幼		
		杆状核		
		分叶核		
	嗜碱性粒细胞	中幼		
		晚幼		
		杆状核		
		分叶核		

细胞名称		血细胞分类	小计
红细胞系统	原始红细胞		
	早幼红细胞		
	中幼红细胞		
	晚幼红细胞		
	早巨幼红细胞		
	中巨幼红细胞		
	晚巨幼红细胞		
淋巴细胞系统	原始淋巴细胞		
	幼稚淋巴细胞		
	淋巴细胞		
单核细胞系统	原始单核细胞		
	幼稚单核细胞		
	单核细胞		
浆细胞系统	原始浆细胞		
	幼稚浆细胞		
	浆细胞		
其他	组织细胞		
	内皮细胞		
	组织嗜碱细胞		
	吞噬细胞		
	分类不明细胞		
有核细胞数			

填写骨髓检验报告单。

骨髓检验报告单

科别_____病室_____姓名_____

细胞名称		血片 %	骨髓片 $\overline{x}$	骨髓片 $\pm SD$	%
粒细胞系统	原始粒细胞		0.42	0.42	
	早幼粒细胞		1.27	0.81	
	中性粒细胞 中幼		7.23	2.77	
	中性粒细胞 晚幼		11.36	2.93	
	中性粒细胞 杆状核		20.01	4.47	
	中性粒细胞 分叶核		12.85	4.38	
	嗜酸性粒细胞 中幼		0.50	0.49	
	嗜酸性粒细胞 晚幼		0.80	0.64	
	嗜酸性粒细胞 杆状核		1.06	0.95	
	嗜酸性粒细胞 分叶核		1.90	1.48	
	嗜碱性粒细胞 中幼		0.01	0.03	
	嗜碱性粒细胞 晚幼		0.02	0.03	
	嗜碱性粒细胞 杆状核		0.03	0.07	
	嗜碱性粒细胞 分叶核		0.16	0.24	
红细胞系统	原始红细胞		0.37	0.36	
	早幼红细胞		1.34	0.88	
	中幼红细胞		9.45	3.33	
	晚幼红细胞		9.64	3.50	
	早巨幼红细胞				
	中巨幼红细胞				
	晚巨幼红细胞				
淋巴细胞系统	原始淋巴细胞		0.01	0.01	
	幼稚淋巴细胞		0.08	0.15	
	淋巴细胞		18.90	5.46	

病案号_____
涂片号_____
临床诊断_____
采取日期____年__月__日
采取部位_____
形态特征_____

细胞名称		血片	骨髓片		
		%	$\overline{x}$	$\pm SD$	%
单核细胞系统	原始单核细胞		0.01	0.02	
	幼稚单核细胞		0.06	0.07	
	单核细胞		1.45	0.88	
浆细胞系统	原始浆细胞		0.002	0.01	
	幼稚浆细胞		0.03	0.07	
	浆细胞		0.54	0.38	
其他	组织细胞		0.16	0.20	
	内皮细胞		0.01	0.04	
	组织嗜碱细胞		0.02	0.03	
	吞噬细胞		0.18	0.19	
	分类不明细胞		0.02	0.04	
有核细胞数					

诊断意见及建议：

检验者_____

检验日期____年__月__日

考核日期_____ 成绩_____ 批阅教师_____

三、慢性白血病

案例导入

　　患者,男,55 岁。低热、乏力 1 个月余,抗生素和抗病毒治疗无效。查体:脾大至脐,质硬,胸骨压痛不明显。外周血象:HGB 100g/L, PLT 780×10^9/L, WBC 55×10^9/L,分类示早幼粒细胞 2%,中性中幼粒细胞 13%,晚幼粒细胞 20%,杆状核粒细胞 16%,分叶核粒细胞 25%,嗜碱性粒细胞 13%,嗜酸性粒细胞 1%,淋巴细胞 10%。骨髓有核细胞增生极度活跃,以中性中幼粒、晚幼粒和杆状核粒细胞居多,原始粒细胞 5%。骨髓活检可见轻度纤维化。中性粒细胞碱性磷酸酶(NAP)积分为零。

问题:

该患者血象和骨髓象有哪些典型特点?

【实训准备】

1. 器材　显微镜、香柏油、二甲苯和擦镜纸等。

2. 标本　慢性粒细胞白血病（CML）和慢性淋巴细胞白血病（CLL）的骨髓涂片和血涂片。

【实训步骤】

将标本涂片置于载物台上，先用低倍镜观察，选择体尾交界、细胞分布均匀、染色良好的区域，在涂片上滴一滴香柏油，油镜计数 200~500 个有核细胞，同时观察细胞形态变化。

【观察内容】

1. 慢性粒细胞白血病（CML）形态特征

（1）血象特征

1）细胞数量：白细胞数量显著增高，红细胞早期正常，随病情进展呈轻、中度降低，血小板早期增高或正常，随病情进展而减少。

2）细胞形态及分类：以中性中幼粒细胞和晚幼粒细胞增高为主，杆状核与分叶核粒细胞也增多，原始粒细胞（Ⅰ型 +Ⅱ型）<10%，嗜酸性粒细胞和嗜碱性粒细胞增多，嗜碱性粒细胞可高达 10%~20%。可见有核红细胞、嗜多色性红细胞、点彩红细胞、巨大血小板及畸形血小板等。成熟红细胞为正细胞正色素性。

（2）骨髓象特征　见图 9-83。

1）增生程度：有核细胞增生明显活跃或极度活跃，粒红比例显著增高，达（10~50）:1。

2）细胞形态及分类：粒细胞系增生显著，以中性中幼粒、晚幼粒和杆状核粒细胞明显增多，原始粒细胞和早幼粒细胞易见，原始粒细胞 <10%，嗜酸性粒细胞和嗜碱性粒细胞明显增多；红细胞系早期增生，晚期受抑制；巨核细胞系早期增高或正常，晚期减少。

2. 慢性淋巴细胞白血病（CLL）形态特征

（1）血象特征

1）细胞数量：白细胞增高，红细胞和血小板早期正常，晚期减少。

2）细胞形态及分类：以成熟小淋巴细胞为主，有时可见少量原始和幼稚淋巴细胞，篮细胞易见。

（2）骨髓象特征：见图 9-84。

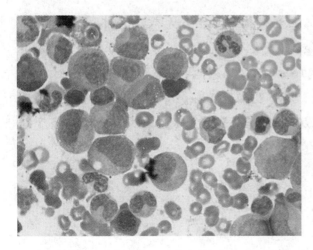

图 9-83　慢性粒细胞白血病（CML）
骨髓象

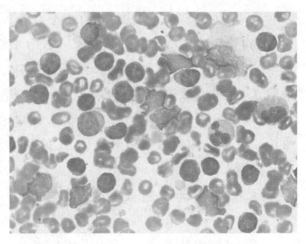

图 9-84　慢性淋巴细胞白血病
（CLL）骨髓象

1）增生程度：有核细胞增生明显活跃或极度活跃。

2）细胞形态及分类：淋巴细胞系增生显著，以成熟小淋巴细胞增高为主（≥40%），其形态无明显异常，胞质无颗粒，少数细胞有核切迹或裂隙。篮细胞易见，原始淋巴细胞 <5%。粒细胞系、红细胞系细胞减少，晚期巨核细胞也减少。成熟红细胞形态大致正常。

【注意事项】

1. 慢性粒细胞白血病（慢性期）主要表现为粒细胞系质与量的改变，故应注意观察其形态和数量变化，填写骨髓检验报告单时应将粒细胞系放在首位，并详细描述病变细胞的比例及形态特征。

2. 慢性粒细胞白血病与中性粒细胞型类白血病反应的血象相似，故应注意结合骨髓象细胞形态进行鉴别。

3. 慢性淋巴细胞白血病欧美多见，我国少见，主要发生于老年男性。起病缓慢，早期无症状。晚期可出现贫血、感染、出血及免疫功能异常等。

【实训结果】

填写血细胞分类草稿。

血细胞分类草稿

科别_____病室_____姓名_____病案号_____涂片号_____

临床诊断_____采取日期_____采取部位_____

细胞名称		血细胞分类	小计
粒细胞系	原始粒细胞		
	早幼粒细胞		
	中性粒细胞 中幼		
	晚幼		
	杆状核		
	分叶核		
	嗜酸性粒细胞 中幼		
	晚幼		
	杆状核		
	分叶核		
	嗜碱性粒细胞 中幼		
	晚幼		

细胞名称			血细胞分类	小计
粒细胞系统	嗜碱性粒细胞	杆状核		
		分叶核		
红细胞系统	原始红细胞			
	早幼红细胞			
	中幼红细胞			
	晚幼红细胞			
	早巨幼红细胞			
	中巨幼红细胞			
	晚巨幼红细胞			
淋巴细胞系统	原始淋巴细胞			
	幼稚淋巴细胞			
	淋巴细胞			
单核细胞系统	原始单核细胞			
	幼稚单核细胞			
	单核细胞			
浆细胞系统	原始浆细胞			
	幼稚浆细胞			
	浆细胞			
其他	组织细胞			
	内皮细胞			
	组织嗜碱细胞			
	吞噬细胞			
	分类不明细胞			
有核细胞数				

【实训报告】

填写骨髓检验报告单。

骨髓检验报告单

科别_____病室_____姓名_____

细胞名称		血片	骨髓片		
		%	$\overline{x}$	± SD	%
粒细胞系统	原始粒细胞		0.42	0.42	
	早幼粒细胞		1.27	0.81	
	中性粒细胞 中幼		7.23	2.77	
	中性粒细胞 晚幼		11.36	2.93	
	中性粒细胞 杆状核		20.01	4.47	
	中性粒细胞 分叶核		12.85	4.38	
	嗜酸性粒细胞 中幼		0.50	0.49	
	嗜酸性粒细胞 晚幼		0.80	0.64	
	嗜酸性粒细胞 杆状核		1.06	0.95	
	嗜酸性粒细胞 分叶核		1.90	1.48	
	嗜碱性粒细胞 中幼		0.01	0.03	
	嗜碱性粒细胞 晚幼		0.02	0.03	
	嗜碱性粒细胞 杆状核		0.03	0.07	
	嗜碱性粒细胞 分叶核		0.16	0.24	
红细胞系统	原始红细胞		0.37	0.36	
	早幼红细胞		1.34	0.88	
	中幼红细胞		9.45	3.33	
	晚幼红细胞		9.64	3.50	
	早巨幼红细胞				
	中巨幼红细胞				
	晚巨幼红细胞				
淋巴细胞系统	原始淋巴细胞		0.01	0.01	
	幼稚淋巴细胞		0.08	0.15	
	淋巴细胞		18.90	5.46	

病案号_____

涂片号_____

临床诊断_____

采取日期____年__月__日

采取部位_____

形态特征_____

细胞名称		血片	骨髓片		
		%	$\bar{x}$	$\pm SD$	%
单核细胞系统	原始单核细胞		0.01	0.02	
	幼稚单核细胞		0.06	0.07	
	单核细胞		1.45	0.88	
浆细胞系统	原始浆细胞		0.002	0.01	
	幼稚浆细胞		0.03	0.07	
	浆细胞		0.54	0.38	
其他	组织细胞		0.16	0.20	
	内皮细胞		0.01	0.04	
	组织嗜碱细胞		0.02	0.03	
	吞噬细胞		0.18	0.19	
	分类不明细胞		0.02	0.04	
有核细胞数					

诊断意见及建议：

检验者_____

检验日期____年__月__日

考核日期_____ 成绩_____ 批阅教师_____

（许运涛）

项目三　其他形态学检验

 任务一 **尿液形态学检验**

案例导入

　　患者,女,28 岁。因疲乏、无力、血尿 4 天就诊。实验室检查:尿液外观呈红色,稍浑浊,蛋白质（++）,红细胞 1~3 个 /HP,透明管型 0~2 个 /LP,颗粒管型 0~2 个 /LP,红细胞管型 3~4 个 /LP。

　　问题:

　　患者尿液有哪些典型变化?

仪器不能完全替代尿沉渣显微镜检查

现代化的尿液分析仪对红细胞、白细胞和细菌的检测是靠化学试验间接(推测)获得的,特异性都不强。试剂带也不能检出管型、上皮细胞、滴虫、精子及结晶等。当筛查结果有疑问时,仪器往往给出警示信号提示要进行镜检确定。随着尿沉渣分析仪的应用及普及,提高了尿沉渣检查效率。但也不能鉴别病理性管型、异常细胞和结晶等,对影红细胞容易漏诊。目前,尿沉渣分析仪还不能完全取代尿沉渣的显微镜检查,只能起初筛作用。

检验仪器设备越来越普及,越来越智能化,但我们不能过度依赖仪器,要精通专业知识,提高技能,结合临床,才能正确分析检查结果。

【实训准备】

1. 器材　显微镜、载玻片和盖玻片等。
2. 标本　尿液标本。

【实训步骤】

1. 多媒体示教　观察尿液有形成分形态。
2. 显微镜示教　观察尿液有形成分形态。
3. 显微镜观察　将制备的尿液涂片置于载物台上,先用低倍镜观察有形成分,再换高倍镜视野确认(管型除外)。

【观察内容】

常见尿液中有形成分形态特征见表9-13。

表9-13　常见尿液中有形成分形态特征

名称	形态特征	典型形态
尿中红细胞 (图9-85)	尿中未经染色的红细胞形状为双凹圆盘状,浅黄色,直径大约8μm	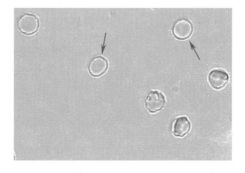 图9-85　尿中红细胞

名称	形态特征	典型形态
尿中白细胞（图 9-86）	新鲜尿中完整白细胞呈圆形，直径为 10~14μm，不染色时核较模糊，胞质内颗粒清晰可见；加入 1% 乙酸处理后，可清晰地看到细胞核	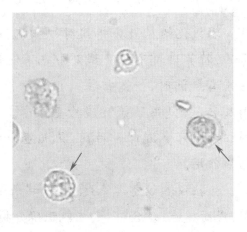 图 9-86　尿中白细胞
尿中脓细胞（图 9-87）	在炎症过程中破坏或死亡的中性粒细胞外形多变，不规则，结构模糊，胞质内充满粗大颗粒，核不清楚，细胞常成团，边界不清，已为死亡细胞	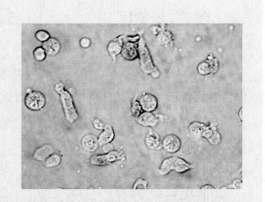 图 9-87　尿中脓细胞
表层鳞状上皮细胞（图 9-88）	胞体扁平而薄，40μm 以上，形状不规则，多边多角，边缘常卷褶；胞核很小，圆形或卵圆形，完全角化者无核；胞质丰富	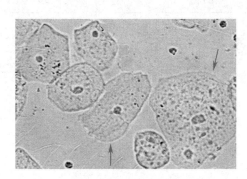 图 9-88　表层鳞状上皮细胞

名称	形态特征	典型形态
肾小管上皮细胞 （图9-89）	细胞形态不一，多为圆形或多边形，略大于中性粒细胞（约为1.5倍）；胞核圆形，核膜厚，核突出易见；胞质中可有小空泡，分布不规则	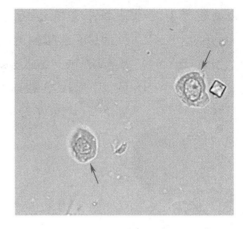 图9-89 肾小管上皮细胞
透明管型 （图9-90）	呈无色透明或半透明，通常两边平行，两端钝圆，质地菲薄，大小长短不一，表面较光滑，折光性较弱，适合较暗视野观察。健康人清晨浓缩尿液中偶见。明显增多见于肾实质病变	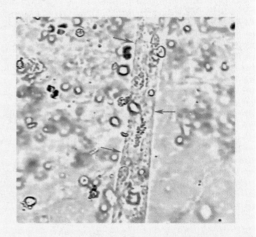 图9-90 透明管型（未染色）
红细胞管型 （图9-91）	管型中的红细胞常互相粘连而无明显的细胞界线，有的甚至残缺不全。有时红细胞形态完整、清晰，接近正常，易于识别，有时因溶血仅见红细胞残影	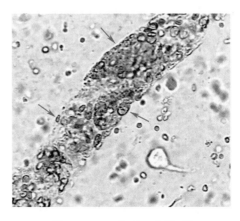 图9-91 红细胞管型

名称	形态特征	典型形态
白细胞管型 （图9-92）	管型中含有退化变性坏死的白细胞（或脓细胞），一般为中性粒细胞，细胞呈球形，常重叠，因白细胞黏附性强，常可呈块状，也可单独存在	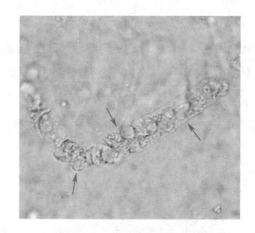 图9-92　白细胞管型
肾小管上皮细胞管型 （图9-93）	典型的肾小管上皮细胞呈瓦片状排列，可充满管型，细胞大小不等，核形模糊，有时有浅黄色，此管型依其核形常难与白细胞管型区别，但管型内细胞比白细胞大，其大小和形态变化比白细胞复杂，可用加酸法呈现细胞核；过氧化物酶染色呈阴性，借此可与白细胞管型相鉴别	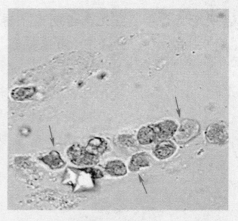 图9-93　肾小管上皮细胞管型
颗粒管型 （图9-94）	颗粒管型内含大小不等的颗粒物，含量占管型面积的1/3以上。颗粒管型常较透明管型短而宽大，呈淡黄褐色或棕黑色。按颗粒的粗细又分为粗颗粒管型和细颗粒管型两种，前者充满粗大颗粒，常呈暗褐色；后者含许多微细颗粒，不透明，呈灰色或微黄色	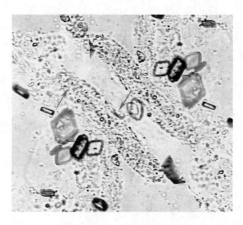 图9-94　颗粒管型

名称	形态特征	典型形态
脂肪管型 （图 9-95）	管型中脂肪滴含量占管型面积的 1/3 以上。由于肾小管损伤后，肾小管上皮细胞发生脂肪变性、崩解，大量脂肪滴进入管型内而形成。脂肪管型呈灰色或灰蓝色，脂肪滴大小不等，圆形，折光性强。多见于肾病综合征	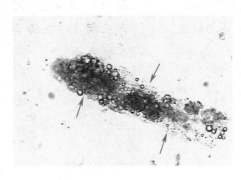 图 9-95 脂肪管型
蜡样管型 （图 9-96）	蜡样管型由细颗粒管型或细胞管型进一步衍化而来，或者是透明管型在肾小管内停留时间较长演变而成。其外形似透明管型，为蜡烛样浅灰色或淡黄色，折光性强，质地厚，易折断，有切迹或泡沫状，较短而粗，一般略有弯曲，两端常不整齐	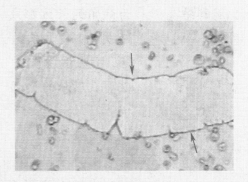 图 9-96 蜡样管型
草酸钙结晶 （图 9-97）	为无色、方形、闪烁发光的八面体，有时呈菱形，偶见哑铃形或饼状，与红细胞相似	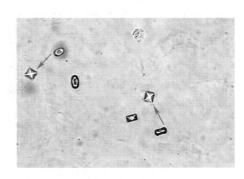 图 9-97 草酸钙结晶

名称	形态特征	典型形态
尿酸结晶 （图 9-98）	在尿中呈黄色、暗棕色；形状有三棱形、哑铃形、蝴蝶形及不规则形	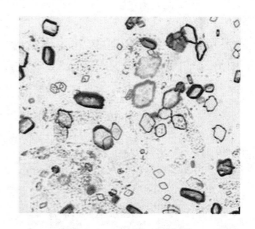 图 9-98　尿酸结晶
胆固醇结晶 （图 9-99）	为缺角的长方形或方形，无色透明，常浮于尿的表面，薄片状，可见于膀胱炎、肾盂肾炎或有乳糜尿的患者	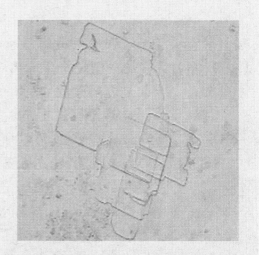 图 9-99　胆固醇结晶
胱氨酸结晶 （图 9-100）	为无色、六边形，边缘清晰、折光性强的薄片状结晶，由蛋白分解而来。正常尿中少见，大量出现多为肾或膀胱结石的征兆	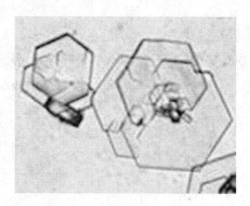 图 9-100　胱氨酸结晶

名称	形态特征	典型形态
酪氨酸结晶（图9-101）	为略带黑色的细针状结晶,成束、成团或羽毛状	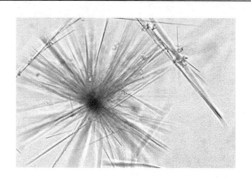

图9-101　酪氨酸结晶

【注意事项】

1. 尿液形态学检查,最好是晨尿标本。

2. 尿液标本从留取到检验的时间最多不能超过2小时,最好在30分钟内完成检验。

3. 严格按尿沉渣检查标准化要求进行操作,才能保证检查结果准确。

4. 如因条件限制,或对肉眼血尿、肉眼脓尿的标本,可不必离心而直接取样镜检,但其结果应注明"标本未经离心沉淀"。

5. 尿液标本具有潜在传染性,应按医疗垃圾统一处理。

【实训结果】

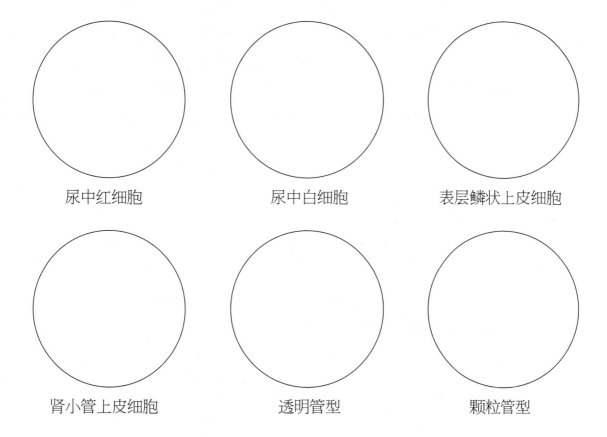

尿中红细胞　　　　　尿中白细胞　　　　　表层鳞状上皮细胞

肾小管上皮细胞　　　　透明管型　　　　　颗粒管型

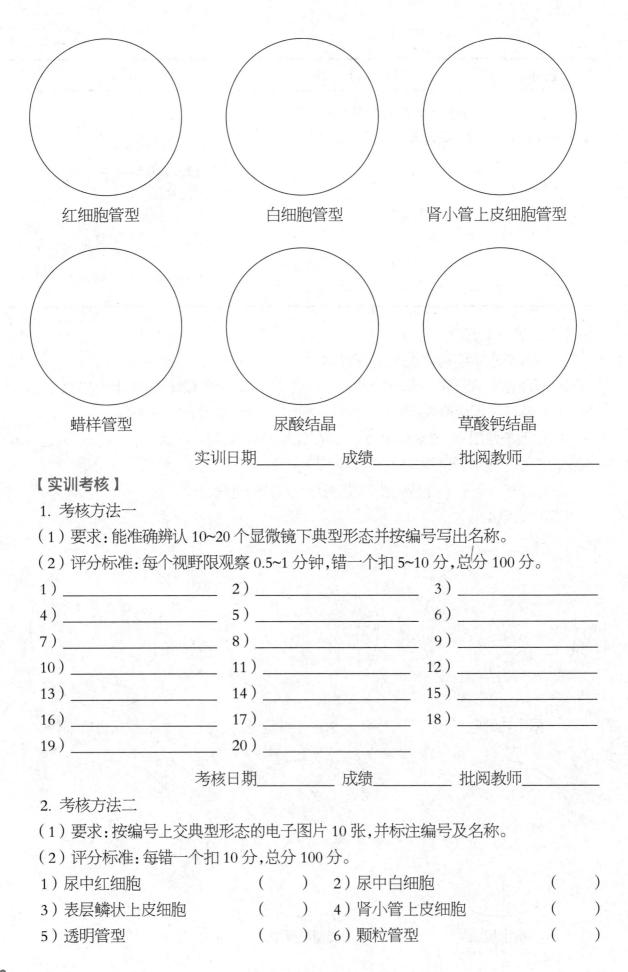

红细胞管型 白细胞管型 肾小管上皮细胞管型

蜡样管型 尿酸结晶 草酸钙结晶

实训日期_____ 成绩_____ 批阅教师_____

【实训考核】

1. 考核方法一

（1）要求：能准确辨认 10~20 个显微镜下典型形态并按编号写出名称。

（2）评分标准：每个视野限观察 0.5~1 分钟，错一个扣 5~10 分，总分 100 分。

1）_____ 2）_____ 3）_____

4）_____ 5）_____ 6）_____

7）_____ 8）_____ 9）_____

10）_____ 11）_____ 12）_____

13）_____ 14）_____ 15）_____

16）_____ 17）_____ 18）_____

19）_____ 20）_____

考核日期_____ 成绩_____ 批阅教师_____

2. 考核方法二

（1）要求：按编号上交典型形态的电子图片 10 张，并标注编号及名称。

（2）评分标准：每错一个扣 10 分，总分 100 分。

1）尿中红细胞 （　　） 2）尿中白细胞 （　　）

3）表层鳞状上皮细胞 （　　） 4）肾小管上皮细胞 （　　）

5）透明管型 （　　） 6）颗粒管型 （　　）

7) 红细胞管型　　　　　　　　(　　)　　8) 白细胞管型　　　　　　　　(　　)

9) 尿酸结晶　　　　　　　　　(　　)　　10) 草酸钙结晶　　　　　　　(　　)

考核日期_____ 成绩_____ 批阅教师_____

（孙　莉）

任务二　粪便形态学检验

案例导入

患者，男，40岁。因腹痛、腹泻1天，近2小时加重，出现寒战、里急后重、全身不适就诊。查体：T 39.5℃，全腹肌紧张，压痛，腹部移动性浊音（+）。粪便检查：脓血便，RBC（3+），WBC（3+），吞噬细胞（2+）；血常规检查：RBC 6.35×10^{12}/L，HGB 182g/L，WBC 21.6×10^{9}/L，白细胞分类计数：中性分叶核粒细胞（Nsg）90%，中性杆状核粒细胞（Nst）5%，LYM 4%，MON 1%。

问题：

患者实验室检查有哪些结果异常？

【实训准备】

1. 器材　显微镜、载玻片、盖玻片、滴管及生理盐水等。

2. 标本　粪便标本。

【实训步骤】

1. 多媒体示教　观察粪便中常见有形成分的形态。

2. 显微镜观察　将制备的粪便生理盐水涂片置于载物台上，先用低倍镜浏览全片，查找有形成分，再换高倍镜进行确认。

【观察内容】

粪便中常见有形成分形态特征见表9-14。

表9-14　粪便中常见有形成分形态特征

名称	形态特征	典型形态
红细胞 （图9-102）	正常粪便中无红细胞。未染色红细胞呈浅黄色，有折光性，呈双凹圆盘状，与血液中红细胞大小相同。有时可因粪便 pH 影响，而呈皱缩状	 图 9-102　红细胞

名称	形态特征	典型形态
白细胞 （图 9-103）	正常粪便中无或偶见白细胞，消化道炎症时可出现，主要是退变的中性粒细胞，呈灰白色，胞体肿胀、边缘不完整或破碎，胞质内充满细小颗粒、胞核不清楚	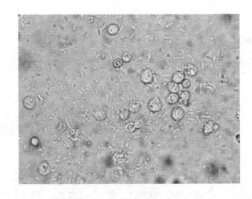 图 9-103　白细胞
吞噬细胞 （图 9-104）	正常粪便中无吞噬细胞。来源于单核细胞，呈圆形、卵圆形或不规则形，胞体较中性粒细胞大，一般直径 >20μm；胞质常有伪足状突起，常含有吞噬的颗粒、细胞或细菌；胞核 1~2 个，形态多不规则，常偏于一侧	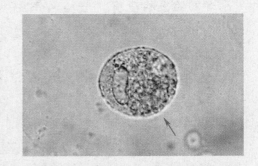 图 9-104　吞噬细胞
上皮细胞 （图 9-105）	粪便中的上皮细胞为肠黏膜上皮细胞，少量脱落，大多被破坏，正常粪便中不易见到。呈卵圆形或两端钝圆的圆柱形，结构模糊	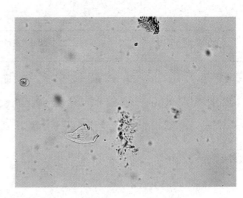 图 9-105　上皮细胞

名称	形态特征	典型形态
脂肪滴 （图9-106）	圆形、大小不一、折光性强，苏丹Ⅲ染色后呈朱红色或橘红色	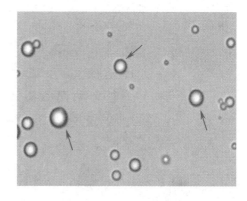 图9-106　脂肪滴
肌纤维 （图9-107）	为淡黄色带横纹的扁平条块状物质，加入伊红可染成红色，滴加5mol/L乙酸后结构清晰	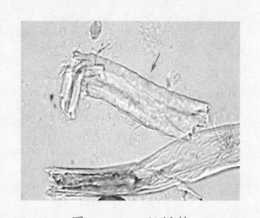 图9-107　肌纤维
植物细胞 （图9-108）	呈螺旋小管或蜂窝状，也可见圆形、长圆形、多角形，双层细胞壁，细胞内有叶绿素小体，需注意与寄生虫虫卵鉴别	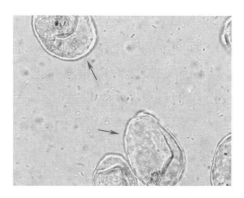 图9-108　植物细胞

名称	形态特征	典型形态
淀粉颗粒 （图9-109）	大小不一,圆形、椭圆形或不规则形,质地均匀,有一定的折光性,在生理盐水涂片中一般可见同心圆或辐射状的结构,无色;滴加碘液后呈黑蓝色	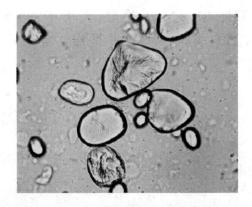 图9-109　淀粉颗粒
夏科－莱登结晶 （图9-110）	为菱形、无色或淡黄色的透明结晶,两端尖长、大小不等、折光性强	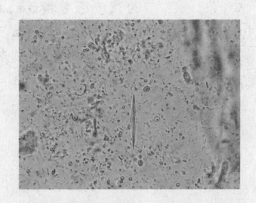 图9-110　夏科－莱登结晶

【注意事项】

1. 粪便标本中不得混入尿液、消毒剂、污水等;不允许采取便盆、尿不湿中的粪便。

2. 取材时,选择有明显病理变化的部位或多部位取材,以提高阳性检出率。

3. 镜检时需加上盖玻片,以免污染物镜。

4. 粪便标本应在采集后1小时内进行检验,否则可因pH及消化酶等的影响,导致其有形成分被分解破坏。

5. 镜检时,须从上至下、由左到右进行,避免重复,每张涂片至少要观察10个高倍视野。

6. 必要时,根据需要进行染色,再镜检。

7. 粪便标本具有潜在传染性,应按医疗垃圾统一处理。

【实训结果】

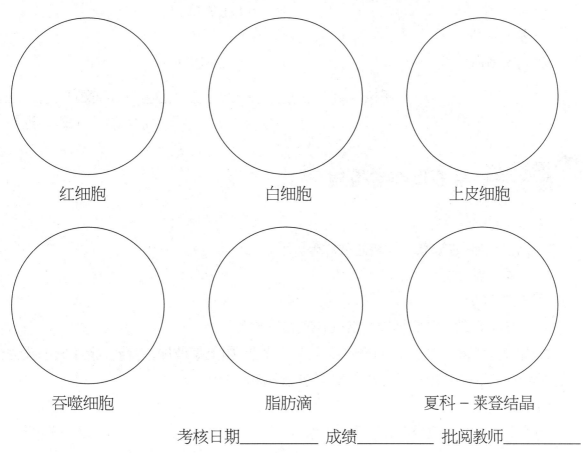

红细胞　　　　　　　　　白细胞　　　　　　　　　上皮细胞

吞噬细胞　　　　　　　　脂肪滴　　　　　　　夏科－莱登结晶

考核日期_____　成绩_____　批阅教师_____

【实训考核】

1. 考核方法一

（1）要求：能准确辨认 10~20 个显微镜下典型形态并按编号写出名称。

（2）评分标准：每个视野限观察 0.5~1 分钟，错一个扣 5~10 分，总分 100 分。

1）_____	2）_____	3）_____
4）_____	5）_____	6）_____
7）_____	8）_____	9）_____
10）_____	11）_____	12）_____
13）_____	14）_____	15）_____
16）_____	17）_____	18）_____
19）_____	20）_____	

考核日期_____　成绩_____　批阅教师_____

2. 考核方法二

（1）要求：按编号上交典型形态的电子图片 10 张，并标注编号及名称。

（2）评分标准：每错一个扣 10 分，总分 100 分。

1）红细胞　　　　　　　　（　　　）　　2）白细胞　　　　　　　　　　（　　　）

3）白细胞 （　　） 4）夏科－莱登结晶 （　　）
5）脂肪滴 （　　） 6）上皮细胞 （　　）
7）植物细胞 （　　） 8）肌纤维 （　　）
9）淀粉颗粒 （　　） 10）吞噬细胞 （　　）

考核日期_____ 成绩_____ 批阅教师_____

（孙　莉）

任务三　精液形态学检验

【实训准备】

1. 器材　显微镜、载玻片和盖玻片等。
2. 标本　精液标本。

【实训步骤】

1. 多媒体示教　观察精液中常见有形成分形态。
2. 显微镜观察　将液化的精液滴于载玻片上，加上盖玻片，将精液涂片置于载物台上，先用低倍镜观察有形成分，再换高倍镜视野确认。

【观察内容】

精液中常见有形成分形态特征见表9-15。

表9-15　精液中常见有形成分形态特征

名称	形态特征	典型形态
正常精子（图9-111）	形似蝌蚪状，分头、体、尾三部分。①头部：长4.0~5.0μm，宽2.5~3.0μm，正面呈卵圆形，侧面呈扁平梨形；②体部：轮廓直而规则，与头部纵轴成一直线，长5~7μm，宽约1μm；③尾部：细长，外观规则而不卷曲，一般长50~60μm	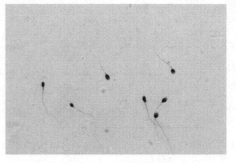 图9-111　正常精子

名称	形态特征	典型形态
头部异常精子 （图9-112）	有大头、小头、双头、锥形头、无定形头、空泡样头、无顶体头等	 正常　头部锥形　头部梨形　头部无定形 小顶体区　顶体有空泡　颈部弯曲 图9-112　头部异常精子
体部异常精子 （图9-113）	有体部膨胀、不规则、弯曲中段、异常薄中段等	 中段粗　　中段细 图9-113　体部异常精子
尾部异常精子 （图9-114）	有无尾、多尾、粗尾、短尾、断尾、长尾、双尾、卷尾、弯曲尾、发夹形或回形针形尾等	 尾部短　尾部弯曲　尾部卷曲 图9-114　尾部异常精子
其他异常精子 （图9-115）	如胞质小滴异常，通常位于中段的胞质小滴大于正常精子头部的一半，精子头、体、尾均有或其中两者有不同程度的异常	 胞质小滴（>1/3头） 图9-115　其他异常精子

名称	形态特征	典型形态
精原细胞 （图 9-116）	圆形或椭圆形,直径约为 12μm;胞核圆形,居中或稍偏位,核占 2/3 以上,染色质致密、呈颗粒状,有 1~2 个核仁	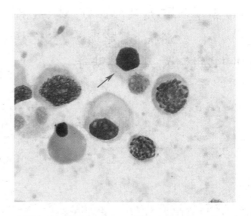 图 9-116　精原细胞
初级精母细胞 （图 9-117）	由精原细胞分裂产生,一般胞体较大,直径可达 18μm,胞质丰富,胞核圆形,直径为 8~9μm	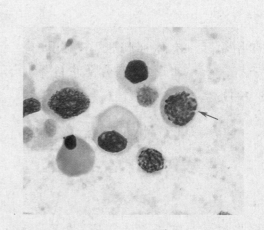 图 9-117　初级精母细胞
次级精母细胞 （图 9-118）	由初级精母细胞分裂而来,胞体较小,圆形,约 12μm,胞核圆形或椭圆形,染色质呈颗粒状或细网状,染色较浅	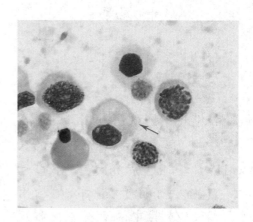 图 9-118　次级精母细胞

【注意事项】

1. 一定要等精液完全液化后,再取材、制片、镜检,制片厚薄要适宜。

2. 观察精子形态的同时,也要注意观察有无红细胞、白细胞、上皮细胞、未成熟生殖细胞和肿瘤细胞。

3. 形态异常的精子若同时存在多种异常时,应先记录头部异常,其次记录颈和中段异常,最后记录尾部异常。

4. 精液标本具有潜在传染性,应按医疗垃圾统一处理。

【实训结果】

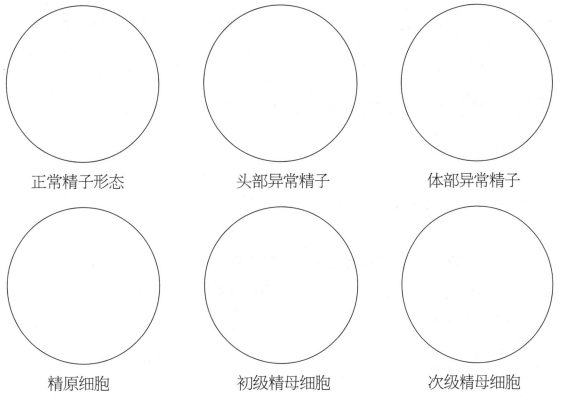

| 正常精子形态 | 头部异常精子 | 体部异常精子 |
| 精原细胞 | 初级精母细胞 | 次级精母细胞 |

【实训考核】

1. 考核方法一

(1) 要求:能准确辨认 10~20 个显微镜下典型形态并按编号写出名称。

(2) 评分标准:每个视野限观察 0.5~1 分钟,错一个扣 5~10 分,总分 100 分。

1)_____ 2)_____ 3)_____

4)_____ 5)_____ 6)_____

7)_____ 8)_____ 9)_____

10)_____ 11)_____ 12)_____

13)_____ 14)_____ 15)_____

16)_____ 17)_____ 18)_____

19)_____ 20)_____

考核日期_____ 成绩_____ 批阅教师_____

2. 考核方法二

（1）要求：按编号上交典型形态的电子图片 10 张，并标注编号及名称。

（2）评分标准：每错一个扣 10 分，总分 100 分。

1）红细胞	（　）	2）白细胞		（　）
3）正常精子	（　）	4）头部异常精子		（　）
5）头部异常精子	（　）	6）体部异常精子		（　）
7）尾部异常精子	（　）	8）精原细胞		（　）
9）初级精母细胞	（　）	10）次级精母细胞		（　）

考核日期＿＿＿＿＿　成绩＿＿＿＿＿　批阅教师＿＿＿＿＿

（孙　莉）

任务四　阴道分泌物形态学检验

【实训准备】

1. 器材　显微镜、载玻片、无菌棉拭子和生理盐水等。

2. 标本　阴道分泌物标本。

【实训步骤】

1. 多媒体示教　观察阴道分泌物常见有形成分形态。

2. 显微镜观察　将阴道分泌物生理盐水涂片置于载物台上，先用低倍镜观察有形成分，再换高倍镜视野确认。

【观察内容】

阴道分泌物中常见有形成分形态特征见表 9-16。

表 9-16　阴道分泌物中常见有形成分形态特征

名称	形态特征	典型形态
红细胞 （图 9-119）	未染色红细胞呈浅黄色，折光性较强，呈双凹圆盘状，与血液中红细胞大小相同	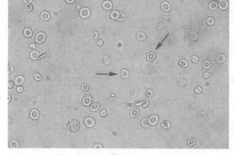 图 9-119　红细胞

名称	形态特征	典型形态
白细胞 （图9-120）	圆形，直径为 10~14μm，不染色时核较模糊，胞质内颗粒清晰可见	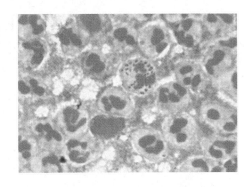 图 9-120　白细胞
表层鳞状上皮细胞 （图9-121）	胞体扁平而薄，胞体大（40μm以上），形状不规则，多边多角，边缘常卷褶；胞质丰富；胞核小，圆形或卵圆形，完全角化者无核	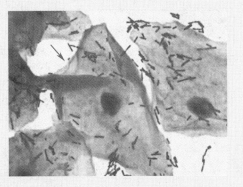 图 9-121　表层鳞状上皮细胞
阴道杆菌 （图9-122）	革兰氏阴性杆菌，无芽孢，菌体细长，可有弯曲，常单个或成双或呈短链状排列	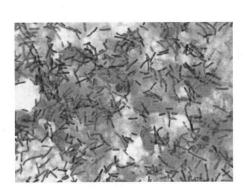 图 9-122　阴道杆菌

名称	形态特征	典型形态
线索细胞 （图9-123）	本质为阴道鳞状上皮细胞黏附大量加德纳菌及其他短小杆菌，似线索状排列，细胞边缘不规则，呈锯齿状，核模糊不清，胞质充满折光性强的斑点或小颗粒，背景也有大量的加德纳菌	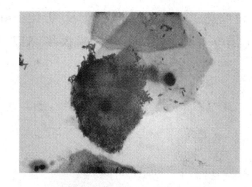 图9-123　线索细胞
真菌 （图9-124）	菌丝伸长呈树枝状，沿其长轴有缩窄，呈竹节样，有分支。孢子卵圆形、8字形，多单个散在，也可成群状或链状	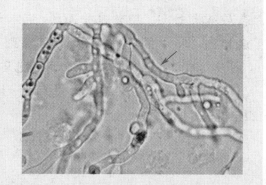 图9-124　真菌
阴道毛滴虫 （图9-125）	虫体长为10~30μm，宽5~15μm，呈梨形或椭圆形，大小为白细胞的2倍，体前1/3处有椭圆形的核，虫体顶端有4根鞭毛，后端有1根鞭毛，体侧有波动膜，前后鞭毛和波动膜均为其运动器官	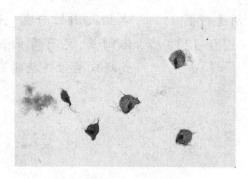 图9-125　阴道毛滴虫

【注意事项】

1. 所用生理盐水要新鲜,载玻片要干净。

2. 检查阴道毛滴虫时,注意标本保温。

3. 根据需要选择瑞特染色或革兰氏染色。

4. 镜检时,先用低倍镜观察全片,选择厚薄适宜的区域,湿片用高倍镜,染色涂片用油镜观察。

5. 检查真菌、滴虫时,先用低倍镜观察全片,至少观察 20 个视野,再用高倍镜进行鉴定确认。

6. 阴道分泌物标本具有潜在传染性,应按医疗垃圾统一处理。

【实训结果】

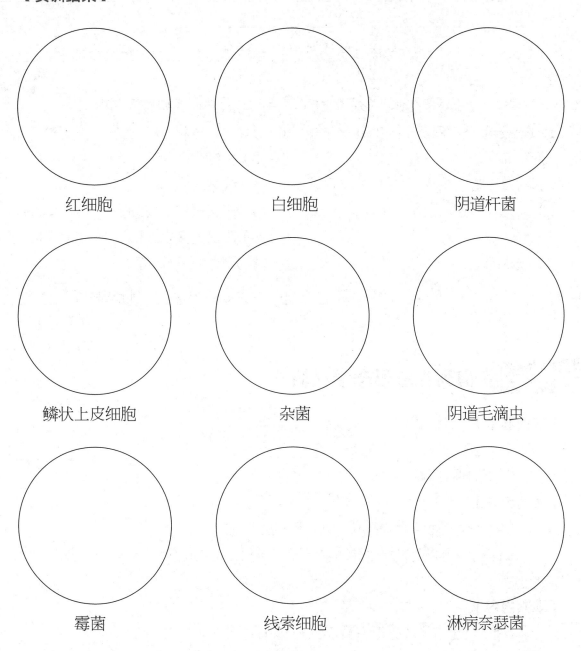

红细胞	白细胞	阴道杆菌
鳞状上皮细胞	杂菌	阴道毛滴虫
霉菌	线索细胞	淋病奈瑟菌

1. 考核方法一

（1）要求：能准确辨认 10~20 个显微镜下典型形态并按编号写出名称。

（2）评分标准：每个视野限观察 0.5~1 分钟，错一个扣 5~10 分，总分 100 分。

1）_____ 　　2）_____ 　　3）_____

4）_____ 　　5）_____ 　　6）_____

7）_____ 　　8）_____ 　　9）_____

10）_____ 　11）_____ 　12）_____

13）_____ 　14）_____ 　15）_____

16）_____ 　17）_____ 　18）_____

19）_____ 　20）_____

考核日期_____ 　成绩_____ 　批阅教师_____

2. 考核方法二

（1）要求：按编号上交典型形态的电子图片 10 张，并标注编号及名称。

（2）评分标准：每错一个扣 10 分，总分 100 分。

1）红细胞 　　　　　　　　（　　）　2）白细胞 　　　　　　　　（　　）

3）阴道杆菌 　　　　　　　（　　）　4）线索细胞 　　　　　　　（　　）

5）杂菌 　　　　　　　　　（　　）　6）表层鳞状上皮细胞 　　　（　　）

7）真菌 　　　　　　　　　（　　）　8）阴道毛滴虫 　　　　　　（　　）

9）线索细胞 　　　　　　　（　　）　10）淋病奈瑟球菌 　　　　　（　　）

考核日期_____ 　成绩_____ 　批阅教师_____

（孙　莉）

任务五　前列腺液形态学检验

【实训准备】

1. 器材　显微镜、载玻片和盖玻片等。

2. 标本　前列腺液标本。

【实训步骤】

1. 多媒体示教　观察前列腺液常见有形成分形态。

2. 显微镜观察　将前列腺液涂片置于载物台上，先用低倍镜观察有形成分，再换高倍镜视野确认。

【观察内容】

前列腺液中常见有形成分形态特征见表 9-17。

表 9-17　前列腺液中常见有形成分形态特征

名称	形态特征	典型形态
红细胞 （图 9-126）	未染色的红细胞呈双凹圆盘状,浅黄色,与尿液中的红细胞形态相似	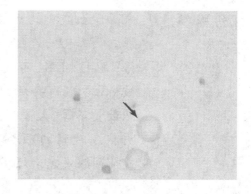 图 9-126　红细胞
白细胞 （图 9-127）	圆形,直径为 10~14μm,核较模糊,浆内颗粒清晰可见	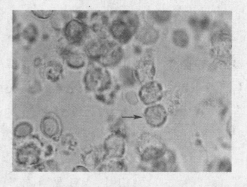 图 9-127　白细胞
卵磷脂小体 （图 9-128）	又称磷脂酰胆碱小体,由前列腺上皮细胞分泌,圆形或卵圆形、大小不等,透明、折光性强,与脂肪滴相似。正常前列腺液卵磷脂小体均匀布满视野。患者有前列腺炎时,卵磷脂小体减少,并有成堆现象	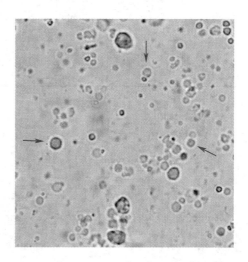 图 9-128　卵磷脂小体

名称	形态特征	典型形态
前列腺颗粒细胞（图9-129）	来源于血液中的单核细胞,圆形,体积较大,为白细胞的3~5倍;胞核圆形,可见双核、多核;因吞噬有异物,胞质中可见数量不等、大小不一的半透明状或较暗的颗粒。老年人或前列腺炎患者增多	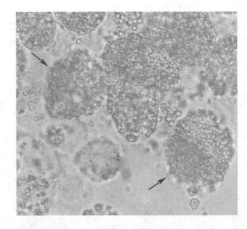图9-129　前列腺颗粒细胞
淀粉样小体（图9-130）	由胆固醇、结晶、脂肪、核蛋白等包绕脱落的上皮细胞而成,外观呈淡黄色或黄色,外形圆形或卵圆形,形似淀粉颗粒,有同心圆线、纹层状结构,陈旧小体可见年轮样结构。老年人可见,无临床意义;青壮年出现与前列腺炎有关	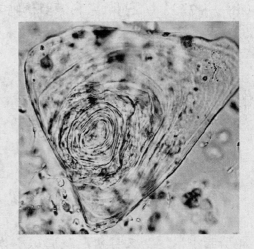图9-130　淀粉样小体

【注意事项】

1. 标本采集后要立即送检,以免干涸。

2. 先用低倍镜浏览全片,再用高倍镜观察,至少应观察10个视野。

3. 收到标本后,要尽快检验,尽量不要超过1小时。

4. 前列腺液标本具有潜在传染性,应按医疗垃圾统一处理。

【实训结果】

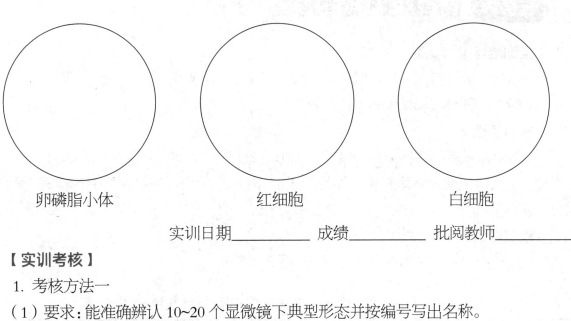

卵磷脂小体　　　　　　　　　红细胞　　　　　　　　　白细胞

实训日期＿＿＿＿＿ 成绩＿＿＿＿＿ 批阅教师＿＿＿＿＿

【实训考核】

1. 考核方法一

（1）要求：能准确辨认 10~20 个显微镜下典型形态并按编号写出名称。

（2）评分标准：每个视野限观察 0.5~1 分钟，错一个扣 5~10 分，总分 100 分。

1）＿＿＿＿＿＿＿　　2）＿＿＿＿＿＿＿　　3）＿＿＿＿＿＿＿

4）＿＿＿＿＿＿＿　　5）＿＿＿＿＿＿＿　　6）＿＿＿＿＿＿＿

7）＿＿＿＿＿＿＿　　8）＿＿＿＿＿＿＿　　9）＿＿＿＿＿＿＿

10）＿＿＿＿＿＿＿　　11）＿＿＿＿＿＿＿　　12）＿＿＿＿＿＿＿

13）＿＿＿＿＿＿＿　　14）＿＿＿＿＿＿＿　　15）＿＿＿＿＿＿＿

16）＿＿＿＿＿＿＿　　17）＿＿＿＿＿＿＿　　18）＿＿＿＿＿＿＿

19）＿＿＿＿＿＿＿　　20）＿＿＿＿＿＿＿

考核日期＿＿＿＿＿ 成绩＿＿＿＿＿ 批阅教师＿＿＿＿＿

2. 考核方法二

（1）要求：按编号上交典型形态的电子图片 10 张，并标注编号及名称。

（2）评分标准：每错一个扣 10 分，总分 100 分。

1）红细胞　　　　　　　　（　　）　2）红细胞　　　　　　　　（　　）

3）白细胞　　　　　　　　（　　）　4）白细胞　　　　　　　　（　　）

5）卵磷脂小体　　　　　　（　　）　6）卵磷脂小体　　　　　　（　　）

7）前列腺颗粒细胞　　　　（　　）　8）前列腺颗粒细胞　　　　（　　）

9）淀粉样小体　　　　　　（　　）　10）淀粉样小体　　　　　　（　　）

考核日期＿＿＿＿＿ 成绩＿＿＿＿＿ 批阅教师＿＿＿＿＿

（孙　莉）

【实训准备】

1. 器材　显微镜、小试管、载玻片、盖玻片和生理盐水等。
2. 标本　脑脊液和浆膜腔积液标本。

【实训步骤】

1. 多媒体示教　观察体腔积液常见有形成分形态。
2. 显微镜观察　将体腔积液涂片置于载物台上,先用低倍镜观察有形成分,再换高倍镜视野确认。

【观察内容】

1. 脑脊液中常见有形成分形态特征　见表9-18。

表9-18　脑脊液中常见有形成分形态特征

名称	形态特征	典型形态
红细胞 （图9-131）	未染色的红细胞呈双凹圆盘状,浅黄色;染色后的形态同血涂片中的红细胞形态	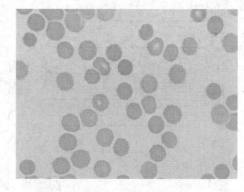 图9-131　红细胞
白细胞 （图9-132）	未经染色的白细胞呈圆形,直径为10~14μm,核较模糊,浆内颗粒清晰可见;染色后的形态同血涂片中的白细胞形态	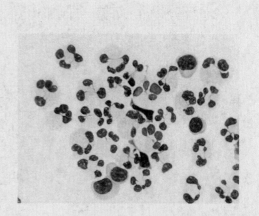 图9-132　白细胞

名称	形态特征	典型形态
新型隐球菌 （图9-133）	革兰氏染色阳性，球形，直径可达5~20μm，外有肥厚荚膜，折光性强，一般染料不易着色，难以发现，故称隐球菌。通常用墨汁负染色法镜检，可见黑色背景中有圆形或卵圆形的透亮菌体，外包有一层透明的荚膜	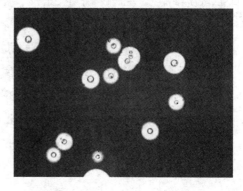 图9-133　新型隐球菌

2. 浆膜腔积液中常见有形成分形态特征　见表9-19。

表9-19　浆膜腔积液中常见有形成分形态特征

名称	形态特征	典型形态
红细胞 （图9-134）	未经染色的红细胞呈双凹圆盘状，浅黄色，直径大约8μm；染色后的形态同血涂片中的红细胞形态	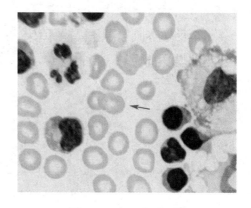 图9-134　红细胞
白细胞 （图9-135）	未经染色的白细胞呈圆形，直径为10~14μm，核较模糊，浆内颗粒清晰可见；染色后的形态同血涂片中的白细胞形态	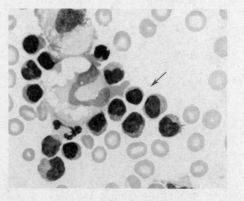 图9-135　白细胞

名称	形态特征	典型形态
正常间皮细胞（图9-136）	圆形或卵圆形，直径为15~25μm，大小可不等，胞质丰富，瑞特染色后嗜弱碱呈浅灰蓝色，少数可嗜弱酸呈淡紫红色，显示其具有双嗜色性。涂片中，间皮细胞往往片状出现，彼此之间有界限	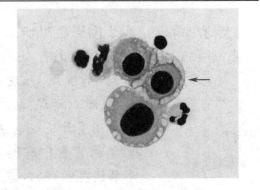 图9-136 正常间皮细胞

【注意事项】

1. 脑脊液分类计数时，若发现内皮细胞或其他异常细胞，应另行描述报告，并用巴氏或 HE 染色查找肿瘤细胞。

2. 浆膜腔积液形态学检查，尽量染色后镜检，若发现间皮细胞或不能分类的异常细胞，需另行描述报告，必要时用巴氏或 HE 染色查找肿瘤细胞。

3. 标本送检后，应在 1 小时内检验，若放置太久，细胞容易凝聚成团或遭破坏，病原微生物死亡，均可影响检查结果。

4. 体液标本同样具有潜在传染性，应按医疗垃圾统一处理。

【实训结果】

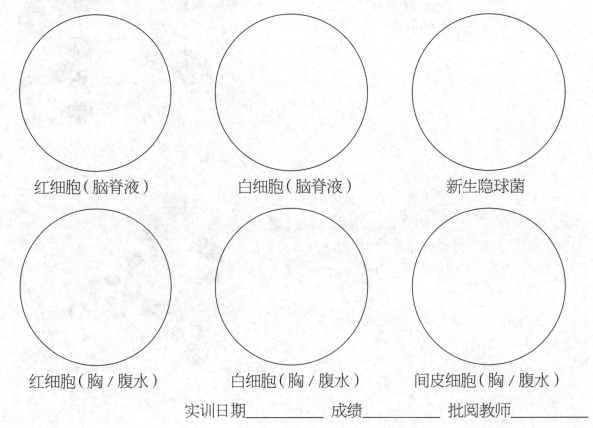

红细胞（脑脊液）　　　　白细胞（脑脊液）　　　　新生隐球菌

红细胞（胸/腹水）　　　　白细胞（胸/腹水）　　　　间皮细胞（胸/腹水）

实训日期_____ 成绩_____ 批阅教师_____

【实训考核】

1. 考核方法一

（1）要求：能准确辨认 10~20 个显微镜下典型形态并按编号写出名称。

（2）评分标准：每个视野限观察 0.5~1 分钟，错一个扣 5~10 分，总分 100 分。

1）_____ 2）_____ 3）_____

4）_____ 5）_____ 6）_____

7）_____ 8）_____ 9）_____

10）_____ 11）_____ 12）_____

13）_____ 14）_____ 15）_____

16）_____ 17）_____ 18）_____

19）_____ 20）_____

考核日期_____ 成绩_____ 批阅教师_____

2. 考核方法二

（1）要求：按编号上交典型形态的电子图片 10 张，并标注编号及名称。

（2）评分标准：每错一个扣 10 分，总分 100 分。

1）红细胞（脑脊液）　　　（　　）　2）白细胞（脑脊液）　　　（　　）

3）新生隐球菌（脑脊液）　（　　）　4）红细胞（胸水）　　　　（　　）

5）白细胞（胸水）　　　　（　　）　6）间皮细胞（胸水）　　　（　　）

7）红细胞（腹水）　　　　（　　）　8）白细胞（腹水）　　　　（　　）

9）间皮细胞（腹水）　　　（　　）　10）退变间皮细胞（腹水）（　　）

考核日期_____ 成绩_____ 批阅教师_____

模块小结

　　本模块形态学检验包括外周血细胞形态学检验、骨髓细胞形态学检验、尿液形态学检验及其他形态检验四个实训内容。外周血细胞形态学检验包括红细胞、白细胞和血小板的正常及异常形态；骨髓细胞形态学检验包括血细胞六个系统各阶段细胞形态，常见贫血和白血病的血象和骨髓象；尿液形态学检验包括尿沉渣中细胞、管型、结晶等形态；其他形态检验包括粪便、精液、阴道分泌物、前列腺液及其他体腔积液中有形成分的形态。应重点掌握典型形态特征，熟悉异常形态特点。

　　形态学检验形态描述多、名词多、偏重于记忆是其特点。因此，必须重视实训，把书本知识与标本显微镜观察结合起来，学会运用图谱等形象教材，正确、全面地认识正常和异常的形态特征。显微镜形态学检查，可以为病情提供重要线索，为其他检查提供思路，因而是最基础的也是重要的检查方法。

简答题

1. 简述外周血常见五种白细胞形态特点。
2. 粒细胞系从原始到成熟细胞的发育过程,形态变化规律有哪些?
3. 简述巨幼红细胞贫血血象及骨髓象特点。
4. 简述尿中红细胞、白细胞、透明管型、草酸钙结晶及尿酸结晶的形态特点。
5. 简述粪便中夏科-莱登结晶的形态学特点和临床意义。
6. 简述精子的正常形态学特点,并说出异常形态包括哪些。
7. 简述阴道分泌物的清洁度分级标准?

（孙　莉）

附　录

全国卫生专业技术资格考试（临床医学检验技术）模拟试题

ER附　全国卫生专业技术资格考试（临床医学检验技术）模拟试题

参 考 文 献

[1] 尚红,王毓三,申子瑜.全国临床检验操作规程[M].4版.北京:人民卫生出版社,2015.

[2] 许文荣,林东红.临床基础检验学技术[M].北京:人民卫生出版社,2015.

[3] 林筱玲.医学检验技术综合实训[M].北京:人民卫生出版社,2017.

[4] 徐群芳,严家来.输血技术[M].北京:人民卫生出版社,2017.

[5] 钟禹霖.免疫学检验技术[M].3版.北京:人民卫生出版社,2017.

[6] 崔艳丽.微生物检验技术[M].3版.北京:人民卫生出版社,2017.

[7] 叶薇.寄生虫检验技术[M].3版.北京:人民卫生出版社,2017.

[8] 艾旭光,姚德兴.生物化学及检验技术[M].3版.北京:人民卫生出版社,2017.

[9] 夏薇,陈婷梅.临床血液学检验技术[M].北京:人民卫生出版社,2017.

[10] 桂嵘,张志昇,王勇军.输血相容性检测及疑难病例分析[M].北京:人民卫生出版社,2018.

[11] 龚道元,张时民,黄道连.临床基础检验形态学[M].北京:人民卫生出版社,2019.

[12] 张纪云,龚道元.临床检验基础[M].5版.北京:人民卫生出版社,2020.

[13] 侯振江,杨晓斌.血液学检验[M].5版.北京:人民卫生出版社,2020.

[14] 林逢春,孙中文.免疫学检验[M].5版.北京:人民卫生出版社,2020.

[15] 李剑平,吴正吉.微生物学检验[M].5版.北京:人民卫生出版社,2020.

[16] 黄斌伦,杨晓斌.血液学检验[M].5版.北京:人民卫生出版社,2020.

[17] 汪晓静.寄生虫学检验[M].5版.北京:人民卫生出版社,2021.

[18] 刘观昌,侯振江.生物化学检验[M].5版.北京:人民卫生出版社,2021.

[19] 张家忠,陶玲.输血检验技术[M].2版.北京:人民卫生出版社,2021.

[20] 曹元应,严家来.医学检验综合实训[M].北京:高等教育出版社,2021.